身体が語る心の声

―身体言語について―

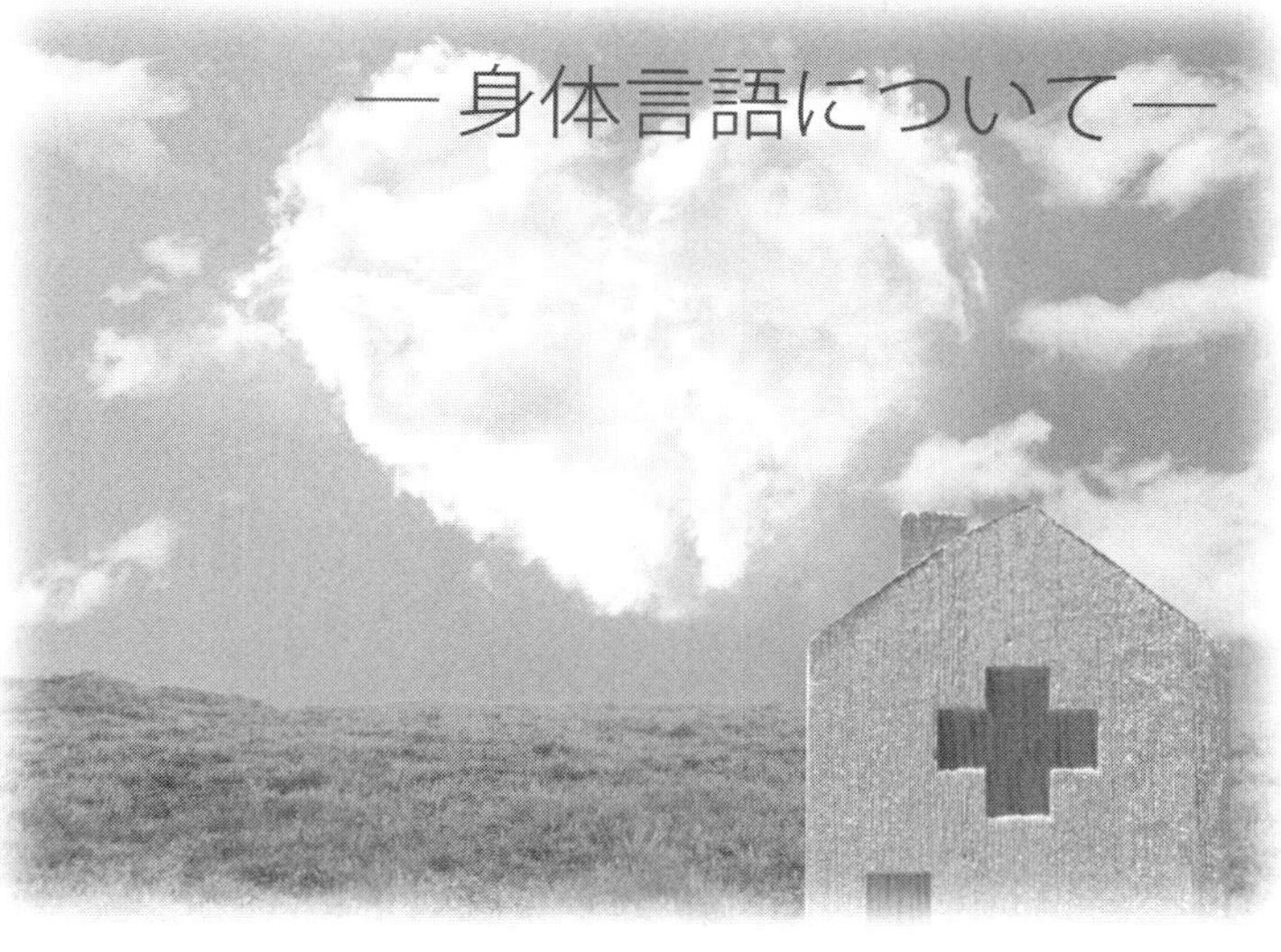

定塚 甫
Jozuka Hajime

風詠社

本書は「病める心の真実」に焦点を当てた内容となっています。

例えば「蕁麻疹は拒絶」「気管支喘息は怒り」を表す症状であるとされていますが、このような真実を知ることで、精神療法や心理療法に携わる者たちが「心と身体の関係」についてより一層の理解を深め、今後の治療に役立てていただけることを願っています。

また、広く日常生活に見られる「身体の変化が表す意味」を知ることは、心の世界を扱う専門家だけなく、一般の方々にとっても関心のある事柄であると思いますので、どなたにも興味深く読んでいただける本になったと信じています。

それでは、これから認知行動科学と精神病理学の狭間で表出される「身体言語」について、詳しく見ていきましょう。

はじめに

人は、自分の心の内を見透かされまいと様々な工夫をします。

これらを調べるうちに、自分の心の内は知ってほしいけれど、口には出せないときにも大変な工夫をしていることがわかりました。

例えば、恥をかいたりしたときには、痒くない頭を掻いたり、腕で目を隠したり、隠す必要のない顔を手で覆ったりして、その場を何とか収めようとします。その他の場面でも同様に、自分のやる方ない心の中を見透かされまいとして、戯けてみたり、泣いてみたり、笑ってみたりと様々な表現をし、可能な限り演技を続けます。

また、冠婚葬祭のときの表情や態度のように、言葉や身体が表す姿には特別な意味を持つ場合もあります。こうした場面で最も感情的になり特別な情感を持つのは、当事者あるいはその方と近い心境にある人たちでしょう。結婚式や披露宴などで感極まって喜びの涙を流すのは新郎ではなく新婦であることが多いようですが、長い同棲生活を経てからの結婚披露宴ともなれば、招待された者たちが二人の晴れ姿を見ても感極まるなどということはほとんどありません。出された料理を満喫しながら宴を楽しく過ごし、常日頃のストレス発散の場と考えている方々もよく見受けられます。

二人の結婚に涙し祝福しているように見える人たちが、心の中では傍目に映っているのとは違う感情を持っている場合も少なくありません。二人の幸せそうな姿を見て「嬉しい」という表情を作りながら、内心では自分より先に結婚した友人に対して「悔しい」と感じていることもあるでしょうし、以前新郎と付き合っていたというような場合は、友人に彼を奪われて「憎らしい」と思いながら笑顔を作っていることがあるかもしれません。まあ、そういう関係にあった人は招待しないのが普通でしょうが。

このように心の中では外見とは異なる感情を持ちながらも、人前で大げさに演技することで上手に内側のストレスを解消しているようにも見えます。

余談ですが、披露宴は「セックスフレンドを見つけるところ」と考えている世代もあるのだそうです。そのため新郎新婦は、参列してくれる人たちに対して特別な配慮を要するのだとか。披露宴の場で喧嘩が始まることがないとは言えないため、万が一に備えて誰かにその場を収めてくれるよう依頼しておくのだそうです。これでは誰のための披露宴かわからなくなりますね。


人間というのは、様々な場面によって外見と内面が異なることが多い動物です。

そこで、本書では「身体が語る心の真実」について、極めて身近な身体の変化から、診断が困難な病態に至るまで、わかりうる限りの事例を紹介していきたいと思います。

人は「嫌なこと」や「困りごと」などがあると、そのことを頭痛の種と捉え、実際に偏頭痛や後頭部の痛みを感じるものです。また、自分に近い関係の中に困った人物が存在する場合、その人のことを「獅子身中の虫」と表現することがありますが、獅子の身体に寄生しておきながら獅子自体を死に至らしめるような害を及ぼす虫という意味で、外敵ではなく身内である分、厄介な存在であることを表しています。食中毒による下痢と実際には食べたくないものを食べてしまった後の下痢とは、下痢という現象が同じなだけで、その意味合いは全く違います。専門的には「身体的な病」と「心理的な病」とに区別されます。

これからご紹介する諸々の臨床結果を知っていただくことで、「心身の変化が意味すること」をより深く理解していただけるでしょう。病的な身体の変化がどのような心の状態を意味しているのか。それらを示しながら、様々な「身体言語[1)]」を明らかにしていきます。

※半カッコの数字が付記されている言葉についての詳しい解説は巻末の参考文献をご参照ください。

目次

第1章　身体が訴える心の真実

1. 頭部の痛みが意味すること

(1) 頭部の痛みについて

先ずは頭部について見ていきましょう。

「頭」という言葉を使いながらも「心」の状態を示した表現があります。例えば、「頭から湯気が出る」というのは「腹が立って頭にきている」という意味で、実際に頭から湯気が出ているわけではありません。また、「怒髪天を衝く」というのは中国古来の表現で、髪が逆立ち天を突き上げるほど怒っている様子を表しています。一般に、中国の表現はオーバーなことが多くてユニークなため、そのまま文学的な表現として用いられることもよくあるようです。頭の一部に顔を含めれば、「目の上のたんこぶ」という表現もあります。自分にとって邪魔な存在であり、遠ざけたい人のことを表します。確かに、目の上に大きな腫れ物があれば気になりますし、できれば取り除きたいと思うでしょう。

実際に「頭痛」を訴えて医療機関を訪れれば、脳腫瘍のような悪性の腫瘍がないか検査することになるでしょう。一般にCTスキャン（脳の断層撮影）や血管造影（脳血管に造影剤を注入して血管を映し出すこと）、ＭＲＩ（磁気共鳴診断装置）などが行われます。検査の結果、異常が認められなければ、「異常所見は見られませんでした。正常そのものですのでお帰りください」ということになる場合が多いでしょう。しかしながら、異常がないと言われても「頭が痛い」という症状がなくなったわけではありません。あたかも検査機器が医療機関の最高責任者であるように「著しい検査所見が見られないからあなたは健康である」と告げられた場合には、是非とも心療内科や精神科を受診されることをお勧めします。そこで初めて「人間による」心的な診断を受けることができるでしょう。頭の痛い問題です…。

頭の痛みが激しくなれば、吐き気を催し嘔吐することも少なくありません。

対人緊張[2)]による肩こりが頭痛の原因になっているケースが多いようです。対人緊張が原因であれば、鎮痛剤を飲んで一時的に症状が治まったとしても、根本的には何も解決しません。島国に生まれた私たち日本人は、比較的狭い範囲の中で心を許せる人たちとだけ付き合いがちですが、価値観が多様化した現在では日本人の性格も昔と比べて変化し、また海外から訪れる外国人も年々増加していることから、これまでとは違う付き合い方が必要になってきました。

ここで一つの例を見てみましょう。

上司と部下の関係ですが、一昔前なら上司と部下の間には適度な距離があったはずです。上司が部下の成長を見守り、部下は上司の言動を見習うというのが理想的な関係だと思いますが、現在では上司が部下に対して過剰なくらいの気配りをしているケースが多くなっているようです。きつい口調で部下に接するとすぐに会社を辞めてしまったり、「パワハラを受けた」などと労働基準監督署に相談に行くことがあるのだとか。そうした現状があるため、部下に対する言動に気を付けて慎重にならざるをえず、リラックスした雰囲気を作り出すことが難しいようです。そのような立場の人たちが訴えるのは、「ズキズキして目を開けるのも辛いほどの頭痛」です。

このような対人緊張による頭痛は、サービス業に顕著だと見られています。利用者が「自分の権利を強く主張」するようになったことが原因で、サービスを提供する側はそうした要望や不満に対応しなければならないからです。エスカレートしていく要求に応え続けなければならない状況というのはいささか考えものですが、サービスに対する認識も、10～20年前とは大きく変わってしまったようです。現在ではいかなる職業もサービス業の一種と捉えられるようになり、話し方から頭の下げ方、手の置き場所、目線など、あらゆるところへ気配りが必要になってきました。学校の教師も、学生（子供たち）へのサービスが十分でないと、保護者から抗議されてしまいます。顧客や職場内の人たちに対して必要以上に気を使うことで肩に力が入り、やがて「慢性の肩こり」となっていきます。肩こり解消にマッサージを受けに行くのもいいでしょうが、１時間数千円ともなれば頻繁には通えません。そこでついつい健康食品に頼ることになりがちでが、健康食品では溜まった肩へのストレスは簡単に改善しません。次第に肩から首筋、後頭部の筋肉の緊張へと発展し、やがて耐えがたい頭痛へと進行していくことになります[3)]。

頭痛を自覚するようになると肩こりのことは忘れてしまい、頭の痛みに耐えかねて様々な医療機関を受診し始めます。先ずは脳外科を訪れる場合が多いと思いますが、先述したとおり検査では異常が認められないため、首専門の整形外科を訪れることになります。そこでは「頚椎の問題」として治療や処方を受けるかもしれませんが、思ったほど改善されないため、他に効果的な治療方法がないかと考えていろいろなところに相談に行き、さまよい歩くことになるのです。

一般に「肩こり」は、背中から肩、首にかけて菱形の筋肉（僧帽筋）で覆われている部分の緊張が著しくなり、副神経（アクセサリー神経、ラテン語ではネルヴス・アクセッソリウスなどと言います）を通じて「緊張しすぎになっていますよ！」と脳に伝えられます。

僧帽筋は、肩こりの自覚症状を起こす主要な原因筋として広く知られています。この筋肉は、上部、中部、下部の繊維に分類され、それぞれの働きは違っています。後退は肩甲

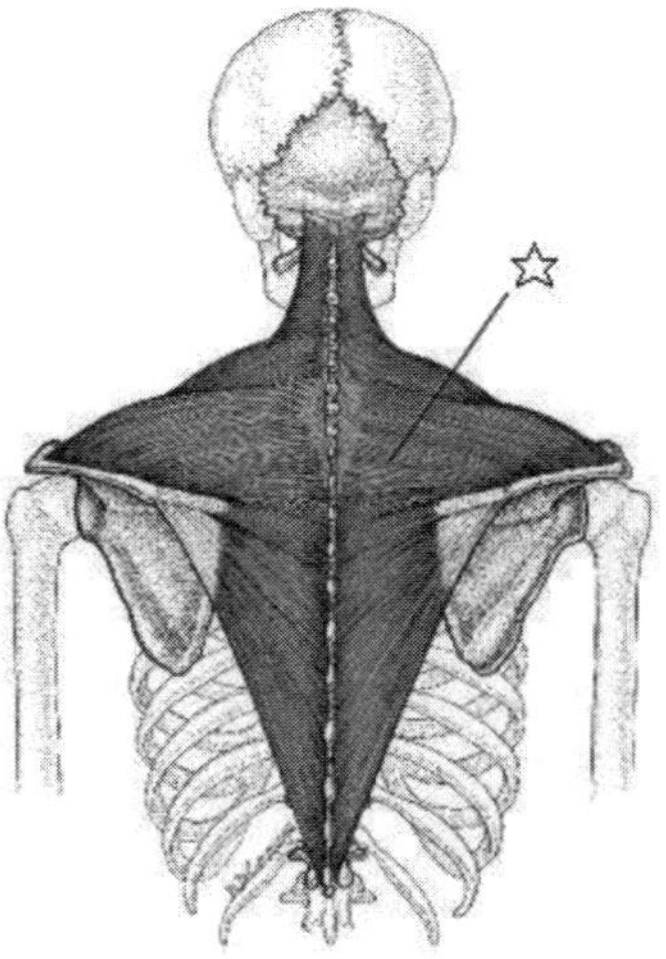

図１【僧帽筋】

骨が脊椎の方向に移動することを指し、上方回旋は後方から見て右肩甲骨ならば反時計回り、下方回旋は時計回りとなります。左の肩甲骨は、この逆となります。僧帽筋が全体的に緊張すると、肩甲骨を肋骨に安定し重いものを持ったりできるように働きます。

脳外科への受診に始まり、整形外科その他へとドクターショッピングを行っても一向に良くならならず、誤った手術を受けたり、鎮痛剤やエナジードリンクなどの嗜癖にもなりかねません。このような頭痛が身体から脳へ伝えられた危険信号であるということを、いくつかのケースを見ながら説明していきます。

（２）左側頭部の針で刺すような痛み

子育てに一区切りがついたＡ・Ｋさん（38歳・女性）は、繁華街にある洋装店に勤務するようになりました。彼女はもともと世話好きであり、ファッションに関心を持っていたのでコーディネートなどを工夫して楽しんでいたそうです。勤めるにあたって特に心配な点もなく、歓迎されての入社であったといいます。接客に楽しさを感じながら育児や家事も問題なくこなすことができ、身近な人の結婚式や葬儀に参列する以外に休暇を取ることは滅多にありませんでした。

ところが、勤め始めて5年目くらいの頃でした。朝起きようとしたときに突然、左の頭の上のほうが針で刺すように痛み出し、気持ち悪くなって嘔吐してしまいました。あまりにも急な出来事で、どうにも我慢ができないくらいの状態になっていたため、夫に頼んで市立の基幹病院救急外来を訪れたのです。

病院では脳出血・脳梗塞・脳腫瘍など、脳内の一通りの病態を疑われ、ＣＴスキャン・ＭＲＩが行われたのですが、脳神経外科の医師からは「全く異常はありません、病気ではないと思いますのでお引き取りください」と告げられました。

仕方なく痛い頭を抱えながら病院をあとにして、薬局で鎮痛解熱剤を買い求めると、「首から来ているという人もありますので、首の検査を受けられたらいかがでしょう」と薬剤師から助言を受けたのです。そこで、「またあの痛みが来たらたまらない。すぐに整形外科に行って診てもらおう」と思い、その足で先の病院へ戻り今度は整形外科を訪ねました。待つこと3時間、診察室へ呼ばれ「今日、脳外科へいらしていますね。何も異常がないと書いてありますが、それでも頭が痛いのですか?」と怪訝な顔で聞かれたものの、「脳に異常がなくても首から痛みが来ることがあると聞いたものですから、是非調べてください」と頼み込みました。

そうして首から胸椎、腰椎に至るまで連続的にX線の検査を受け、整形外科医から「あとはミエログラフですね」と告げられました。「首はなんともないのですか?」と確認したのですが、「首のほうにストレートネックの所見が見られますが、手術するほどではないでしょう。あとは精神科か心療内科ですね」と言われ、安堵することもなく不可解な気持ちで帰路に就いたのです。あれだけの検査を受けても「正常です」と言われ、納得できる結果ではありませんでした。その後も、やはり突然の頭痛に悩まされる日々が続きました。

そこで次に訪れたのは心療内科でした。痛みが出てくるまでの数年間の生活の変化や、ストレスを感じていると思われることなどについて、問診と検査を受けました。

医師は頭痛の性質について詳細な質問をし、「突然でしたよね。そして頭全体ではなく、一部が針で刺すように痛んだのでしたね」と言いながら、A・Kさん頭皮を軽く押さえ質問した内容の確認を続けていたとき、彼女は突然「いたーっ!」と声が出るくらいの痛みを感じたのです。しかも、直径５㎜から10㎜の大きさの点に激痛を感じたのでした。

医師はそのまま診察を続け「かなり肩が凝っていらっしゃいますね。これを緩める必要がありますね。日常的に緊張されるお仕事でしょうか」と尋ねたのですが、Ａ・Ｋさんには緊張しているという自覚が全くありませんでした。

「いいえ、毎日、リラックスして仕事をしています」

「接客業ではありませんか？」

「いいえ、洋装店ですが」

「そうですか。お客様と接するというお仕事をされていると、知らず知らずのうちに緊張するものです。特に日本人にはその傾向が著しいと言われています。今のお仕事がお好きで長く勤められているのだと思いますが、おそらくご自身では気が付かないまま緊張する状態が蓄積されて、肩こりから偏頭痛発作へとなっていったのでしょう」

「偏頭痛ですか？」

「おそらく…、自律神経機能の結果から見ましても、相当お疲れのようですしね」

このように対人緊張が原因で、肩こり、首こり、そして偏頭痛へと症状が進行していく過程を医師から説明されたのです。

治療に関してはリラックスすることを意識して、日常生活における自律訓練や対人接触に際して緊張しないでいられるような試みが行われました。そして、自覚していなくてもいろいろな現象が起きるという意識を持つよう指導され、神経の疲労に関してはSSRIなど副作用の少ない薬剤を併用、突然の痛みにはリザトリプタンなどのような即効性の鎮痛剤が頓用として処方されました。*

＊血管内壁のセロトニン受容体（5-HT_1B/1D）に働き、拡張した血管を収縮させることにより片頭痛をやわらげます。また三叉神経に作用し、炎症を引き起こす神経ペプチド（CGRP）を抑制します。

当初は頻回に見られていた偏頭痛は次第に改善していき、月に10回以上あった頓用の薬剤服用も月2～3回となり、気が付いたときには症状が消失していることが多いようです。同時に行われた心理療法・自律訓練療法・カウンセリングによって偏頭痛に至った経過を回想し、日常生活にある様々な問題に気付いていくと、周囲に対しての緊張感が少しずつ増えていったことが明らかになりました。それらを自覚することで肩にかかる緊張感は減少し、服薬回数も激減していったようです。

（３）側頭部の激痛

Ｆ・Ｃさん（67歳・男性）は、側頭部に我慢できないほどの激痛を感じて病院へ向かいました。初診で訪れた神経内科では偏頭痛と診断され、点鼻薬を処方されました。

その後、点鼻薬を使用することで痛みは改善していたのですが、数週間後に再び激痛に襲われます。偏頭痛の発作が起きる間隔も徐々に短くなり、ひどいときには一日に２回３回と見舞われるようになってきたので脳外科で精密検査を受けたのですが、何らの悪性所見（脳腫瘍や脳内出血など）も認められませんでした。Ｆ・Ｃさんとしてはとにかく痛みを抑えたいのですが、頓用の抗偏頭痛薬の処方量には限度があり無限に増やしてもらうこともできません。インターネットで「偏頭痛」を検索したところ、〈偏頭痛というのは心身症に分類され、多くの場合はストレスによる緊張感が脳血管の痙攣となり、この痙攣が針で刺すような痛みになる〉と書かれていたので、すぐに心療内科を訪れました。１時間程度の予診の後、同じく１時間ほどかけて診察が行われ、その結果「自律神経検査によりますと、かなり神経がお疲れですね」とのことでした。

「神経の疲労回復のためにＳＳＲＩ（広く神経疲労回復薬として使用されている選択的セロトニン再取り込み阻害剤）という薬剤に分類されるお薬と、血管の痙攣を鎮めるお薬を処方しましょう。よろしければ、心身のリラックスのために自律訓練法というリラクゼーションの訓練と、ストレス解明のためのカウンセリングをお勧めしますが、いかがですか」

そのように助言されたＦ・Ｃさんは、ちょうど良かったと思い応じることにしました。その結果、何年間も苦しめられてきた偏頭痛が、数ヶ月で信じられないくらい楽になり、快方に向かっていったのです。偏頭痛用の薬剤も月に１回程度の服用となり、あとは症状がなくなるのを待つだけとなっています。

カウンセリングの結果、長期に渡る職場でのストレスが頭痛の原因であったようです。Ｆ・Ｃさんは上司から金槌で頭を叩かれるような勢いで怒鳴られ、「お前なんか、この職場にいる必要がない！」などと言い続けられてきたそうです。長期に渡る通院をその上司にも知られたことでＦ・Ｃさんは他の職場へ異動となり、長い間病んできた偏頭痛も治まったということです。

（４）感情の抑制、連続作業、環境不適応などによる頭痛

我慢するのが当たり前となり、ついにはそれが習慣になってしまうことがあります。我

慢するときには奥歯を食いしばりますが、そのうち顎の付け根の三叉神経に刺激が伝わり頭痛へと進行していきます。そしてそれが慢性の頭痛や偏頭痛へとつながるのです。耐えている感情の強さによっては悪化しない場合もありますが、奥歯が欠けて食べ物が噛めなくなったり、コメカミに慢性的な痛みを感じるようにもなります。時には後頭部の痛みへと発展したりと、いろいろな頭痛の元となることが考えられます。

また、このような感情を抑えての頭痛とは異なり、運動性（特定の作業が続くことで同じ箇所の筋肉の緊張が緩和されないような場合）の頭痛も見逃せません。代表的なのが、長時間継続的にパソコンのキーボードを操作することによる二次的な肩こり、及び頭痛です。時にはＣＰＫ（クレアチニン・フォスフォ・キナーゼの略で、骨格筋や心筋などの筋肉細胞のエネルギー代謝に重要な役割を果たす酵素の一種）が上昇するくらい筋肉が溶解してしまうことも少なくありません。このような場合は心理的要素が源にあるのか、性格的特徴（タイプＡと呼ばれる「せっかち・仕事中毒・負けず嫌い」といった傾向。循環器についての項目のところで専門的に説明します）が要因となっているのか、あるいは人格的要素が影響を及ぼしているのか、判断がつかないこともあるので、心の病理を疑ってみる必要があるでしょう。例えば次のような場合です。

就職して３ヶ月前後くらいから軽い頭痛を感じ、そのうち仕事に支障を来すほどの痛みに発展することがあります。身体のどこかに不調を感じながら働き続けていると全身に痛みを自覚するようになり、常に金槌で頭を叩かれているような痛みに悩まされる人も稀ならず存在します。痛むところは人によって異なり、頭であったり足であったりお腹であったりと、全身どこにでも痛みを感じるようになるようです。医療機関を訪れても「客観的な所見は見当たりません」と言われ、その後、心療内科や精神科を訪れてみて初めて「性格的なものでしょう」と告げられます。これらは「境界型人格障害」や「ニート」などと言われる人に見られる症状と考えられています。このような人たちは仕事から解放されると、ほとんどが即座に改善し、無職であることを楽しむようになります。

深刻な痛みを感じる人たちの中には、こうした一群が含まれる場合もあるので、医師は治療に当たってそれらを判別する必要があります。

２．首から喉元に表れる症状について

（１）咽喉頭異常感症とは

喉に表れる症状で「咽喉頭異常感症」というのがあります。
「いつも喉の奥に何かが詰まっているような、痰のようなものが引っかかっているような感じがするのですが、何度か咳払いをしてみても何も出て来ないし、何か出来物が出来ているような気もします」

このように表現される病態です。これはれっきとした心身症の中に分類される病気ですが、全く違った診断や治療をされることが多いのも特徴です。

例えば、口腔外科で「何も病的な所見はありませんよ、他所へ行ってください」と言われて、耳鼻咽喉科を受診します。その後、数ヶ月間に渡って喉頭鏡検査やＣＴスキャン、ＭＲＩなどが行われ、炎症もないのに長期間、抗炎症剤と抗生物質を処方されることがあるかもしれません。適正な治療がなされていないため当然変化は見られず、今度は「甲状腺癌かもしれない」と言われて、内分泌科を訪れることになります。ここでも再びＣＴスキャンやMRI、PET－CT（ポジトロン－CTスキャン造影機）が行われるでしょうが、結果は同じで「何も異常は見られません。あなたは健康です」と医師から言われるのが一般的です。その際に「心療内科を受診してください。紹介状を書きましょう」と勧めてもらえれば、心理的要因を取り除くための治療が行われることになります。

この「咽喉頭異常感症」に悩まされる人は、「何か飲み込めない現実」を抱えていることが多いようです。飲み込めない現実とは何でしょうか。例えば「馴染めない環境や人の存在」「上から押さえ付けられている状況」「納得できない理屈を押し付ける人がいる」「堪えがたい経験をしてしまった」「取り戻せない事態を作ってしまった」などといったようなことです。中には「大事な人を失った」「大切なものをなくしてしまった」「もう戻って来ない過去のことになってしまった」などという場合もあるでしょう。

このような経験をした人の多くは、何とか「忘れよう、忘れよう」と努力しますが、忘れたように錯覚していても心の底ではしっかりと覚えており、やがて「身体が反応」するようになります。つまり「そのような現実は飲み込めませんよ!!」という身体からのメッセージとなって、喉に出来物でもあるかのような症状が作り出されてしまうのです。

しかし、これは現実への拒絶反応ではなく、「何とか飲み込もうと努力してはいるが、どうしても飲み込めない」という辛い状況が生み出す身体からの「悲壮な抵抗」です。

このような状態が長く続けば、どんな食べ物も喉を通らなくなり、痩せる一方で羸痩《るいそう》となって救急車で緊急搬送されることもあります。心の状態を反映する身体の症状が、このように極端な状況に至ることもあるのです。身体にも心の状態を表現する魂が宿っているのかもしれません。

咽喉頭異常感症の他にも、「咳嗽《がいそう》発作（発作的に出る連続的な咳）」という症状となって表れる場合があります。「目の前に敷かれた人生のレールを受け入れることができない」という思いが原因となっているとされますが、毎朝、連続する著しい咳の発作に見舞われ、そのうち嘔吐を伴うようになることもあります。このような症状から肺癌や胃癌を疑って、呼吸器科・消化器科で先端医療機器での検査を受診するのですが、結果は異常なしということで、心療内科・精神科を紹介されのです。

ちなみに、このような咳は「習慣性咳嗽」、嘔吐は「習慣性嘔吐症」と呼ばれ、心療内科や精神科では病気の原因（病理性）を探るための精神療法が行われることになります。

⑵ 過去の出来事への執着

事務系会社員のＢ・Ｓさん（26歳・男性）は、中学生のときにボクシングを習い始め、高校時代には地区のチャンピオンにもなるほどの実力の持ち主でした。

卒業後、社会人となってからもボクシングを続け、試合に出るたびに勝利を収め充実した生活を送っていたのですが、あるとき自分よりも明らかに実力の劣る相手と対戦することになりました。B・Sさんは、これまでと同じように勝利を確信してリングに上がったのですが、第一ラウンドのゴングが鳴ると同時にアッパーカットを食らってノックダウンを喫してしまいました。幸い舌骨は折れずに済んだのでしたが、それ以来、いつも喉に何か出来物のようなものを感じて、息がしづらくなってしまったのです。

時々唾を飲み込んでみたりしてはいたものの、水分や食事を取る際に不具合はありませんでした。それでも何か喉を押さえつけられているような感じがして、次第に食事も取られなくなってきました。そこで、喉の診察を受けるために耳鼻咽喉科を訪れたのです。喉頭鏡で喉の中を診てもらい、さらにCTスキャンで頚部周辺の精密検査を受けたのですが、「喉と首一帯には、中にも外にも何も異常はありませんね、気のせいだと思います」「貴方は正常ですよ。だって、どんな検査をしても異常が見当たらないのですから」と言われてしまいました。検査で異常がなければ、本人がどれだけ苦痛を訴えていても「正常です」という答えになってしまいます。仕方ないので、B・Sさんは次に心療内科を訪れました。

長期に渡る心理療法（心理分析）の結果、「負けたことへの悔しさと、それを忘れようとしていたために喉に違和感が出ていたのかもしれない」と自覚するようになっていったのです。そこまで意識できるようになるまでには、５年もの歳月が必要でした。けれど、そのように意識できるようになっても、心の底にある「悔しさ」は容易に晴れることがありません。その後10年を経た今日もなお、Ｂ・Ｓさんは心療内科に通院していると聞きます。悔しさと殴られたところの痛みとが同じ場所に自覚されるため、怪我が癒えた後も記憶の中には殴られた瞬間の痛みとそれ以降の気持ちが蘇ってきて、喉の症状となって表れてくるのでしょう。

このように、身体に違和感を覚えることによって心の中で整理できずにいる思いを自覚することがあるのですが、自覚できても違和感は治まらず症状が続いてしまうことも稀ではありません。

(3) 納得できない役割への反発

頚椎損傷と思い込んで整形外科を訪れたＢ・Ｉさん（48歳・男性）は、勤続30年の中学校教師でした。

最初に左手の痺れを感じたため、何か重大な疾患があるのではないかと思い整形外科を受診したのです。B・Iさんは声が出にくくなっていたため喉頭癌も疑われたのですが、診察の結果、医師からは「頚椎神経が圧迫されて神経を損傷しているのかと思います。このまま放っておきますと、左手の痺れだけではなく左手が動かなくなり、両手不随になってしまいますよ」と言われたのでした。

心配していた喉頭癌の疑いは否定されたものの、頚椎による頚髄神経の圧迫かどうかは定かでないということでしたが、言われるままに頚椎固定手術を受けたそうです。整形外科医からは「危険だからといって、最近はリスクの高い頚椎固定なんか行わないのですよ」と言われて少し心配ではあったのですが、手術は成功したと説明を受けました。手術後のリハビリテーションも終了して、そろそろ職場に復帰しなければいけない時期になっていた頃、首の上のほうから頭にかけて「激痛」が走るようになったのです。そのうち激しい吐き気と嘔吐を伴うようになりました。せっかく仕事に行こうと思っていたときに、行けなくなってしまったのです。

B・Iさんはすぐに手術を担当した医師を訪れ、「首から頭にかけて激痛が走るのですよ。おまけに吐き気と嘔吐が激しくなったのです」と訴えました。医師は痛みを訴える仕草に驚き、よほど酷い痛みであろうと推測し、脳腫瘍を見落としたのではないかと考えました。そこでペンタゾシン（強力な鎮痛剤であるが、著しい習慣性があるため麻薬に類した管理を要する薬）の注射を準備したのです。

結果は全く予想できないものでした。針を血管に入れるか入れないうちに、「あー、痛みが取れました」というほどの「効果」であったのです。この様子を見て、医師は小躍りするくらい安心したのでした。ホッとしたと同時に「紹介状を書きましょう」と言って、Ｂ・Ｉさんに心療内科への受診を勧めました。どれだけ効果の強力な薬剤でも、注射針を入れる前に効果が出るということはありません。Ｂ・Ｉさんは幸い脳腫瘍ではありませんでしたし、頚椎そのものに問題があったのでもなく、心理的な原因による痛みであることがわかりました。整形外科医の診断は全くの誤診であり、心理的なストレス由来の頭痛だったのです。

Ｂ・Ｉさんは心療内科でこれまでの経緯を説明しました。いろいろ話を聞いてみると、彼の勤める中学校には、この10年間、一つの決まりがあったというのです。それは「生徒が喫煙している場面を目撃した教師は、その中学にいられなくなる」という訳のわからないものでした。

ある日、見回り担当の教師が授業中に校舎の廊下を歩いていたところ、廊下の隅に何人かの生徒がたむろしていたのを見て、彼らが吸っていたタバコを取り上げ「一体、どういうことだ」と言って叱りつけたのでした。

するとその晩、かの生徒たちの両親が集団で学校に怒鳴り込んできたのです。そして「かわいいウチの子らがせっかくのんびりと喫煙していたのに、あの教師は理由も言わずそれを取り上げ、おまけに生徒を怒鳴りつけたというではないですか。子供たちは家に帰ってから怒りっぽくなり、家の畳の上でタバコを吸ったり吸殻を仏壇に投げつけたりしているじゃないか。一体、学校は彼にどんな指導をしているのだね。しっかり処分しなさい。処分しないと教育委員会に訴えるぞ」と言うのです。学校側は、教頭の判断で生徒の親に金品を渡し、公にしない方向で話がついたということです。その教師は即刻休職させられ、その後、過疎地の学校に単身赴任となりました。以来、その学校に赴任をしてきた教師は、必ず見回り当番を1年間命じられることになったというのです。誰が考えても馬鹿げた規範であることは明らかですが、信じられないことに同様の習慣を設けている中学校は依然として多く存在するそうです。

もうおわかりだと思いますが、B・Iさんは運悪くその当番になってしまったのです。2~3ヶ月くらいは特に苦痛もなく役割を全うできたのですが、4ヶ月頃くらいから急激に襲われる頭の激痛を覚えるようになり、整形外科を訪れたということです。そのときは藁をも掴む気持ちであったということですが、手術後も変わらない症状に耐えられず、整形外科医の指示通り心療内科を訪れ、心理療法と抗うつ薬と抗不安薬を処方されて、安定的に頭の激痛から逃れることができたのでした。

3．呼吸器が訴える心の声

（1）呼吸について

次に、呼吸器系の症状[4)]に関して話をしてみます。

呼吸器系で最も心の声を表しているのが「気管支喘息」でしょう。気管支喘息の病理（病気の成り立ち）は、言葉に出せない感情を抑え続けることができなくなり、声にならない声が表れた結果であると言えます。

では、心と気管支喘息の関係について詳しく見ていきましょう。気管支喘息を理解するには、先ず空気の流れを知ることが必要です。鼻や口から体内に入り、再び外へ出て行く空気の流れを説明しておきます。

・空気は鼻や口から吸い込まれ、気管→気管支→肺胞へと流れていきます。
・肺胞では動脈を流れる赤血球の中に酸素を取り入れ、二酸化炭素を肺胞外へ出します。
・二酸化炭素は、肺胞→気管支→気管→口・鼻を経て外に出ていきます。

健康な人の呼吸は、こうした一連の空気の流れがスムースに行われますが、一旦、気管支喘息の発作が起きると気管が狭くなり、空気を吸い込もうとしても上手く吸い込めなくなります。また、吸い込んだ空気を出そうとしても気管支が狭くなるため、息を吐くことも困難になるのです。このような状態が著しくなると窒息することもあり、窒息すれば数分で意識がなくなって、さらに10数分で死に至ります。

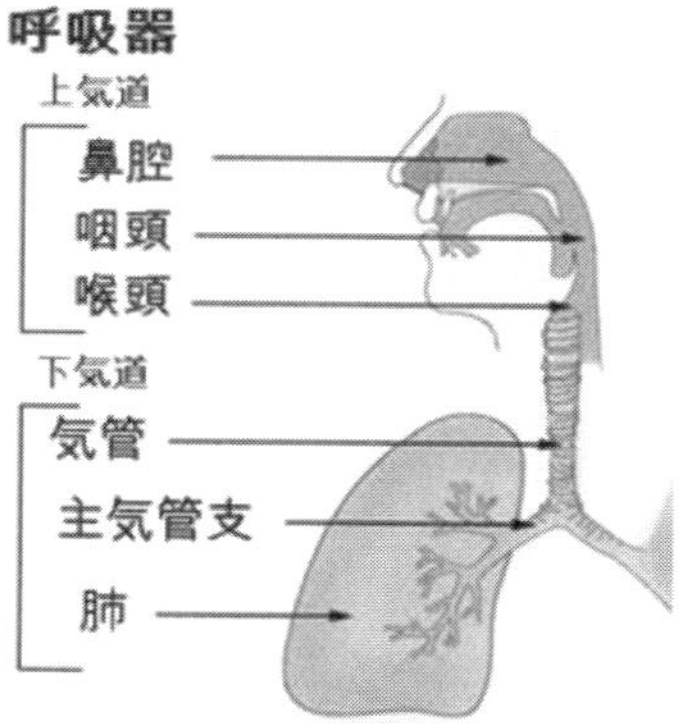

図2【呼吸器】
（Wikipediaより）

＊鼻腔や喉頭などを上気道、気管から下を下気道という。

(2) 怒りが引き起こす気管支喘息

では、具体的な例を見てみましょう。

H・Oさん(53歳・男性)は、今回の発作まではほとんど寛解状態で、1年に一度の発作を認めるかどうかという程度でした。そのため物事を前向きに考えられるようになっていました。そのようなときに会社重役への昇進の話があったのです。これまではそうした話をほとんど断ってきたのでしたが、人生で最後のトライアルであると思い、H・Oさんはその話を受けることにしました。

実際のところ、彼には目を見張るほどの飛び抜けた経営の才があると周囲からも評価されていたのです。当然、彼の能力を妬むグループが存在していたのですが、これまでは彼の温厚な性格や平和主義的な考え方によって争いに発展することはありませんでした。ところが、昇進してから徐々に喘息発作の回数が増えてきたのです。

ある日の重役会で「全体への情報の周知が遅れた」と吊し上げられました。あえて取り上げるほどでもないようなことだったのですが、彼を妬む人たちの感情が一気に表面化したのでしょう。彼はただ謝るのみで、一切の言い訳をしませんでした。これまでも、そうした人たちからの横槍に対して何も感じなかったわけではありません。「これでは、せっかく右肩上がりとなっている会社も、内部の争いにエネルギーを使うことになって経営が上手くいかなってしまう」と感じた彼は、優しく平和的な発言で反対派を説得し続けていたのです。にもかかわらず、反対派は彼の揚げ足を取るかのように小さなミスを大きく取り上げ、ついにはH・Oさんの進退を問う事態にまで発展してしまいました。

H・Oさんは元々、このような状況に置かれるのを避けるために昇進の話を断ってきたとも言えます。これまで反対派の理不尽なやり方に対して我慢を重ねてきたので、堪忍袋の緒が切れそうになっていたのですが、感情的になれば相手の思う壺です。彼はその件に関して反論しないまま、その日の重役会は終わり、帰路に就きました。家に着くと咳が激しくなり、呼気がヒューヒューと音を立て、吸気の音も聞こえ始めました。気管支拡張剤の吸入薬を吸い込んでも一向に改善せず、妻の勧めで救急車を呼ぶことにしたのです。

彼の気管支は極限まで収縮し、気管に至るところまで閉塞するようになっていきました。吸入薬が喉を通りづらく呼吸もできなくなり、ついには呼吸が止まってしまったのです。救急車が到着したのは20分後で、既に心肺停止状態となっていました。電気ショックが行われても心臓は動く気配がなく、瞳孔散大、心停止のまま病院に運ばれ、死亡が確認されたのです。死因は、気管支喘息発作に伴う気管支・気管の閉塞による窒息死でした。

積もりに積もった怒りが発作を呼び込んだのであろうと推測されます。長期に渡って怒りを抑えていると、副腎皮質からストレスホルモンであるグルココルチコイド（コルチゾール）が連続的且つ大量に分泌され続けられます[5]。しかし、人間の身体は常に大量のグルココルチコイドを連続的に分泌され続けるのを避けようと、いろいろな身体の血管・臓器を過剰に働かせます。その結果、全身が疲弊し、このホルモンによって交感神経の過剰反応が連続的になり、気管支・気管を締め付け続けるようになってしまいます。その結果、グルココルチコイドを下げない限り、気管・気管支は空気が通過できないくらいに締め上げられ、遂には窒息死に至ってしまうわけです。

グルココルチコイドというのは、急激に死の危険に襲われた人の副腎から大量に分泌される急性修復・治癒ホルモンで、これが命を救うことになるのですが、それまでの分泌量が多すぎると、命を助けるほどのホルモンが出てこないため、過剰な反応だけが進んで、気管・気管支を締め上げ窒息に至ってしまうのです。

ストレスは、心臓にも負荷をかけてきたと言えるでしょう。自律神経が興奮し続けると、心臓は機関銃のように早く連続して動いて心臓の壁が薄くなり、血液を全身に送り出せなくなります。同時に、送り出されている血液を心臓に戻すことも困難になります。その結果、心肺停止に至ってしまったものと推測できます。あるいは心臓が最後の力を振り絞って働き、大動脈を破裂させていたかもしれません（剥離性大動脈瘤）。その結果、心タンポナーデ（心臓が破れ、その外の心嚢に血液がいっぱいになる）で、心臓が血液を全身に送り出せなくなり、心肺停止となったとも推測されます。

このように、人間も含め動物にとって怒りを我慢し続けるのは、それだけ心臓や肺の自律神経に大きな負荷が加わるため、時には命に関わることもあるということを知っておいてください。

（３）閉所恐怖とパニック障害

人間も他の動物と同じように、狭い産道を経て誕生します。産道では一瞬、空気を吸うことができませんし、身体の自由が利きません。全身を産道の筋肉で押さえつけられ、この苦痛極まりない状況を経なければ、自由になれません。このときの経験には勿論個人差があるため、後の人生に及ぼす影響は異なるでしょう。出生時の苦痛がそれほどでもなければ以降の人生にはさほど影響はないでしょうし、仮に耐え難い苦痛であったとしても人間の忘却機制によって忘れ去られることも稀ではありません。

それでも結構多くの人たちが閉所恐怖やパニック障害を発症することからも、出生時の記憶から影響を受けていることがわかっています。言い換えれば、閉所恐怖や過換気症候群の病理となっている方々が少なからず存在するということです。

自身がこの世に誕生する瞬間というのは人生において一度しかない経験であり、一度きりであるからこそ大変な行為であると言えるのかもしれません。繰り返しになりますが、今までちょうどいい加減のお湯の中で昼寝をしていたのに、突然、お湯がなくなり、お湯の流れ出ていく方向に押し出されて、呼吸をしようにも口と鼻は押さえつけられて簡単にはできず、そこから立ち去ろうとしても身動きできないくらい拘束された状態を強要されるのです。その間、母親はと言えば、自分の全生命をかけて子供の出産に力を注いでいますが、子供がどのような状況にあるかを冷静に考えるより、先ずは出産を無事終えることに全力で専念していることでしょう。

思春期を経験し20歳を過ぎた頃になって、出生時のトラウマ（ＰＴＳＤ：心的外傷後ストレス障害[6]）に似た体験が形を変えてパニック障害として表れるとは想像もしていないことであろうと思います。パニック障害の他にも、いろいろな困りごとが原因と考えられる様々な症状が後に現れ、自らを悩ませる場合があります（これに関しては、なぜ過去に体験した苦しみを、成長した後に再び苦しみとして体験するのかという病理学的な原因は、記述こそあれ、未だに明らかにはなっていません。唯一、フロイトの無意識による精神的外傷として明らかにされているのみです[7][8]）。

小児期、しかも誕生時の体験が20年後にパニック障害として表れ本人を苦しめるというのは、どのような病理性から成り立つのでしょうか。形を変えて過去の苦しみを追体験することに、大人として生まれ変わるための儀式的な意味合いがあるのでしょうか。いずれにしても、臨床でよく見られる事例であるがゆえに、この病理性の解明には興味を惹かれる[8)]ところです。また、飛行機やエレベータのような密閉空間の中に閉じ込められるのを、あたかも呼吸を止められるような恐怖として感じる「閉所恐怖症」によって、パニック発作・喘息発作・心臓発作などを起こす場合もあります。

4. 心臓が語る心の状態

（1）冠動脈疾患を引き起こす性格と行動パターン[25)]

次は、循環器（心臓）に表れる症状の特徴について見ていきます。

先ずは、人の性格や行動パターンが冠動脈疾患を引き起こすという例です。

１９６９年、米国の循環器科医師フリードマンとローゼンマンの10年間の調査研究で、タイプAに分類される性格（行動パターン）の人、即ち、「せっかち」「負けず嫌い」「仕事中毒」「競争心旺盛」「野心的」「ストレスへの自覚不足」などを特徴としている人たちは、そうでない人たち（タイプB）の6倍も多く心筋梗塞で命を落としていることがわかっています[5)]。心筋梗塞はストレス由来の病気なのです[9)]。

では、タイプA行動パターンの人たちについて詳しく見ていきたいと思います。

タイプA行動パターンの人は、先ず相手が会話の口火を切る前に、信じられないくらいの早さで話し続けます。ですが、「相手には伝わらなくてもいい」と思って一方的に話しているわけではなく、自分の意見が誰よりもコンセンサスを得ていると確信しているところがあるのです。そのため、「すみませんが、今の話がよく理解できなかったので、もう一度話していただけますか？」と言われると焦燥感を感じてすぐに説明し直すのですが、話し直すときに「今まで話すことによって失った時間を取り戻さなければ」と言わんばかりにより早口になることがあって、聞いているほうはなおさら理解が困難になります。

「もう一度、話し直しますが、私の話が難しかったのかもしれませんね。もっと端的に言えば、実に簡単なことなのですが、今日のこれからの予定についての話なんですよ。特に決まった予定というものはないと思っていたのですが、これが上手くいかないもので、考えられないくらいの予定が入っていたのです。わかりますか、私の話？」

こうした前置きだけでも早口で、口角泡を飛ばして話すのが普通です。

「今日の天気は良くなると言っていましたけど、転機じゃなくて空の状況です、雨が降るか降らないとかの。このままですと出かけるのも早めにしないといけませんね。出かけましょう。勿論、あなたが同意してくれた場合ですが。私は傘を二本借りてきましたので、不都合はないと思います。何か気を悪くさせましたか？」

このように言いながら玄関口まで歩き始めます。それがあたかも当たり前のように。

短い文章でタイプAについてわかっていただくのはかなり困難なことであると承知の上

で、可能な限り特徴を並べてみたのですが、いずれにしても、ほとんど相手のことを考えない、言い換えれば配慮のない自己中心的言動をしているのがわかると思います。しかしながら、本人は最大限の気配りと配慮を持って接遇していると信じているため、人間関係がややこしくなると同時に、何を言いたいのか理解するのが困難となるのです。

(2) 心臓が示す神経支配と心臓反射

心臓に何らかの異変を感じれば、不安に思うのが人間の常と言えましょう。反対に心に何か不安感を持っていると、そのことに心臓が反応することもあるのです。それだけ、人間は不思議な感じ方をしたり、不思議な反応を起こしたりすることが多い動物だと言ってもいいでしょう。心臓は命に関わる最も重要な臓器ですが、心の部分を気にするあまり、神経系の病を見落としてしまいがちです。そうした症状も放置しておけば結局のところ、命を落とすような疾患に進行していくことがあるのです[10)]。

ここで心臓の神経支配と心臓反射について見てみましょう。

①頸動脈洞神経反射、頸動脈小体反射

頸動脈洞を刺激することによって起こる舌咽神経－迷走神経反射である。喉仏の左右にある頸動脈洞を圧迫すると、圧受容体が圧上昇を感知し、舌咽神経が延髄孤束核に伝え、

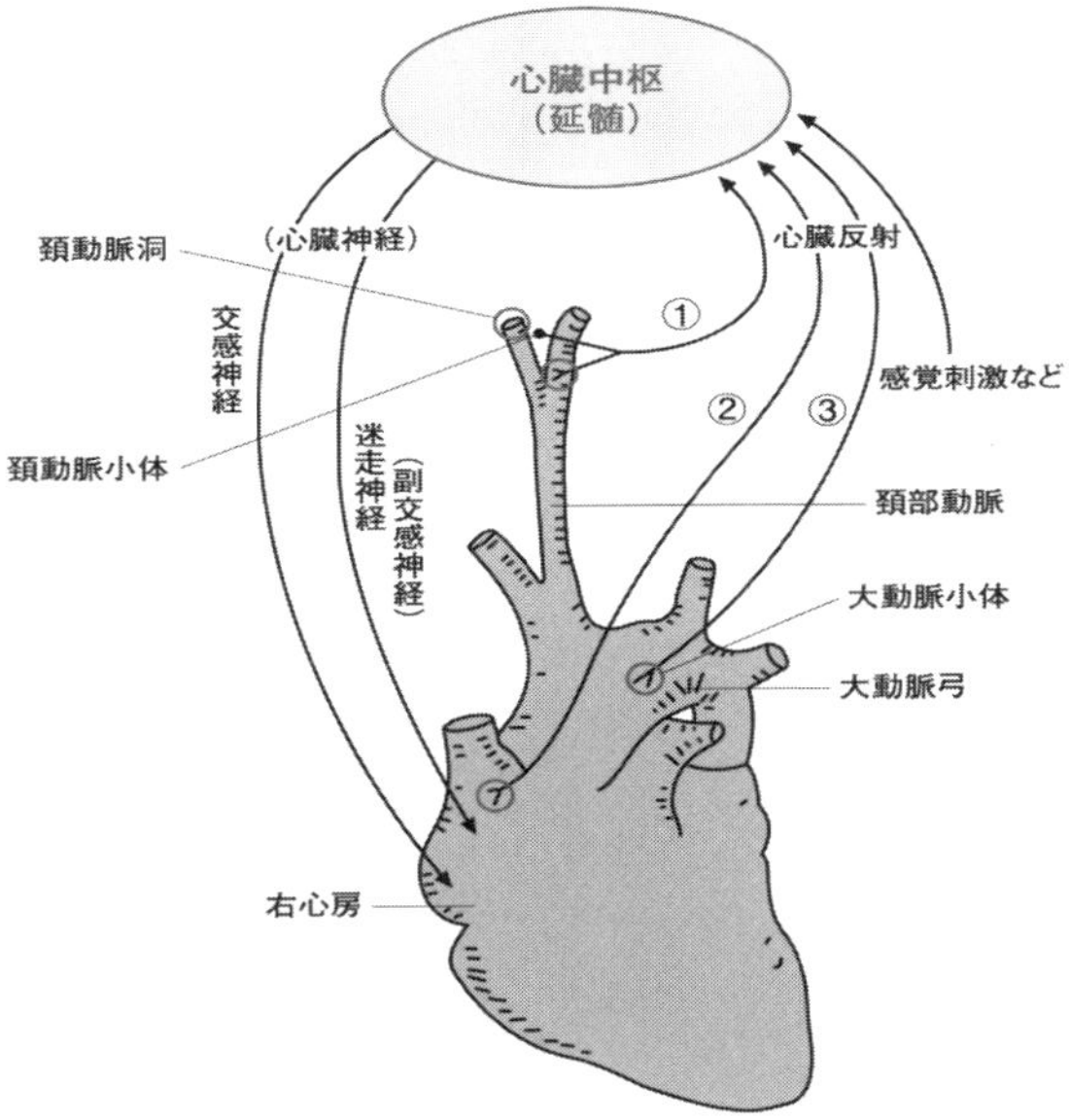

図３【心臓】
（『新しい解剖生理学』南江堂より）

孤束核から迷走神経背側核に伝え、迷走神経が過剰な反射を起こし、心臓の洞房結節や房室結節に伝え抑制され、徐脈となり、血圧が低下し、脳幹へ行く血液が少なくなり脳幹での酸素量減少で失神状態に陥ることもある。

②ベインブリッジ反射[26)]

１９１５年にイギリスの生理学者フランシス・アーサー・ベインブリッジ（w:Francis Arthur Bainbridge）によって発見された心臓の循環における反射である。心房後壁大静脈、右心房中隔、肺静脈心臓部などで静脈環流量が増加し、機械的に引き延ばされ、この部位に分布している伸展受容器が興奮して迷走神経の心臓枝に含まれている求心性神経を介して反射機構が作動、心拍数が増加する。これは、フランク・スターリングの心臓の法則が成立する一因となっている。

③大動脈神経反射

血圧が上がると、大動脈弓の圧受容器が伸び広げられる。このとき刺激が発生し、その刺激は、延髄にある心臓血管中枢と心臓抑制中枢とに、それぞれ伝達される。すると、心臓にある交感神経と血管収縮神経が抑えられる。それにより、心臓迷走神経が興奮を起こし、心臓の活動が抑えられる。これらの結果、心拍数が減る。さらに、血管が広がることになり、血圧の低下が起こる。この反射を大動脈弓反射という。

（山本敏行、鈴木泰三『新しい解剖生理学〈改訂第11版〉』南江堂より）

（３）心臓は心や脳の状況を反映している

心臓は直接脳とつながっており密接な関係を持っています。また、心臓という臓器は筋肉で形成されており、全て神経で縮んだり伸びたりしながら全身に血液を送る仕事をしています。それゆえ心臓は命を預かる臓器であると考えられてきました。実際に命を司る臓器であることは確かな事実ですが、心臓は「ハート」とも言われ、心と同じ場所であると考えられていた時代もありました。必ずしも心が心臓の位置にあるとは言えないでしょうが、心の状態を表現する一つの臓器と考えられています。心配なことや不安なことがあれば、交感神経を通じて心臓はドキドキします。反対に副交感神経が優位になると心臓はゆっくり動くようになり、血圧は低下して一見、穏やかになります。このように心臓が心臓の状態を表現しているわけではなく、心や脳の状況を反映していると言われています。

脳神経に疲労が蓄積すると、最初は血液を、特に赤血球を使って酸素やブドウ糖をより多く送り込むため、心拍が多くなります。ところが過剰に脳神経が疲労を感じると、心臓へ脳神経の状況を正確に伝えられなくなります。そうなると脳神経の酸素やブドウ糖の必要量が送られなくなり、脳は全身の自律神経を通じて「脳は疲れている」と伝えます。つまり、脳の言葉が全身の臓器に伝えられるということになります。

しかし、この疲労は先述のタイプAと言われる人たちの脳には感じられませんし、当然のことながら全身の臓器への伝達作業は行われません。負けず嫌いのタイプAは僅かなペースの低下を認識すると、さらに自らを酷使して働くようになります。当然ながら疲労は蓄積する一方で、要の心臓は疲労し、高血圧症・狭心症→心筋梗塞と発展する可能性が高くなっていきます。疲労の蓄積したタイプAが過労になるということは、そのまま心筋梗塞へ直行することを意味します。遂には冠状動脈の閉塞が発生し、心筋に酸素と栄養が供給されなくなり、心臓は停止してしまいます。漠然とした精神・身体の疲労だったものが、やがて満足を得るために過労を繰り返すという悪循環となり、環状動脈の疾患というような「命をなくす可能性のある病理」へと進んでしまうわけです[9)]。少しの過労が比較的早いスピードで心臓への負荷となり、疲労が蓄積して遂には命を落としてしまうという典型的な経緯です。

心臓から発せられた「もう止まってしまいそうです、助けてください」という叫びをいかにして聞き取るかが、医師の役割だと言えるでしょう。既に欧米では、医療従事者に留まらず一般の人々に至るまで、タイプAについて学ぶことが常識となっています。

健康診断は定期的に行われるようになっていますが、これはあくまで身体健診であり、ストレス対策についてはまだまだ充分ではないというのが正直なところでしょう。「人間は心身合一体である」という考え方が欧米よりも半世紀以上遅れている日本では、自らの状態を判断したり、相手の状況を思いやったり、患者の心身を診断したりすることをさらに深めていくことが大切なのではないかと思います。

5. 消化器からのメッセージ

（1）消化器の働き

先ず、解剖学的に消化器の働きを見ていきましょう。

口から口の中である口腔に食べ物が入り、脊椎の真ん前にある食道を通過し、胃で消化が始まります。消化された食物は膵臓で作られた消化酵素が胆嚢に溜められており、これと混ざって次の小腸での消化が促進されます。ほとんどの栄養が小腸で吸収されると、大腸では残りのほとんどが排泄するための大便になります。大腸で水分を吸収された大便は、直腸を経て肛門から排泄されます（大便の成分構成としては、食べ物の残滓はおよそ5％に過ぎず、大半は水分（60％）が占め、次に多いのが腸壁細胞の死骸（15％～20％）である。また、細菌類の死骸（10％～15％）も食べ物の残滓より多く含まれる）。

実に単調とも思える口から肛門までの食物の通過現象ですが、この現象の中にも、いろいろな心の状況が表現されることがあります。

＊消化器とは、食物を摂取して分解し腸管で吸収した後、食物残渣を排泄する器官である。消化器には、消化管（口腔、食道、胃腸、小腸、大腸、直腸、肛門）、消化酵素を製造し消化された栄養物を保存する肝胆道、膵臓、胆嚢がある。

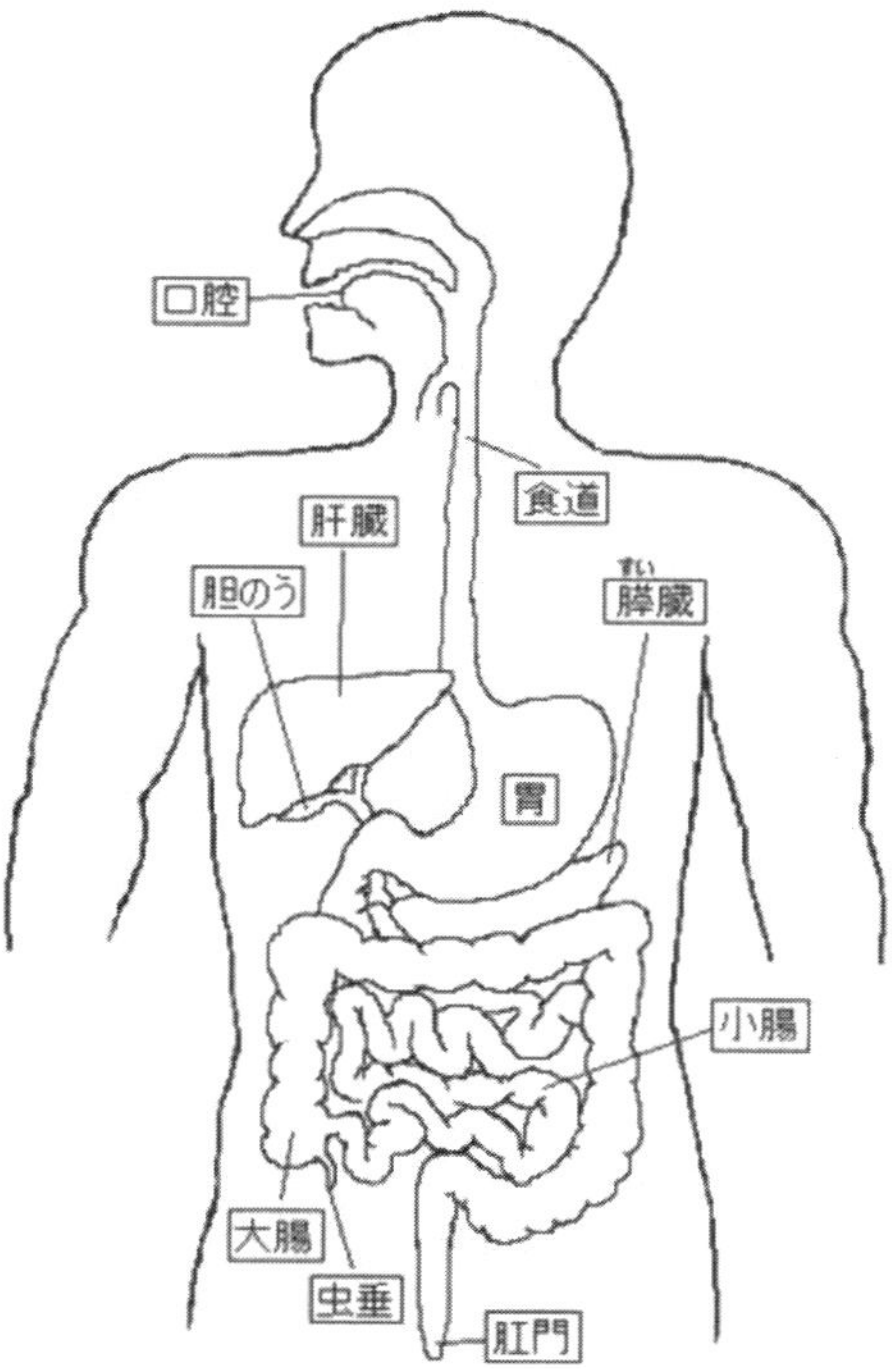

図４【消化器】

（2）口腔・食道が訴える言葉と意味

消化器の入口である口に物が入らない、あるいは出てきてしまうという現象があります。これには吐き気や嘔吐を伴うこともあります。お腹が空いているはずなのに、何か食物を食べようとしても全く口、喉に入っていかないということがあります。

このような現象が見られるときは、「自分を取り巻く状況の中で、どうしても受け入れられないことがある」と考えられます。これは大人だけでなく、赤ん坊にさえ見られる現象です。

■自家中毒症

急激な環境変化などに耐えられないときなどに見られる症状です。

先ず、赤ちゃんに見られる例を見ていきましょう。

「現実が飲み込めない」「新しい世界に馴染めない」という状態に、「自家中毒症」という病気があります。初めて人間が体験する「ストレス由来の疾患」です。

生まれ出る前は、お母さんのお腹の中で、ちょうど体温と同じくらいのお湯の中（羊水と言います）にいます。自分の意思や力を全く使うことなく、栄養は自動的に身体に送られ、酸素も適当な量が供給され、寒くも暑くもなく、人生のうちでこれほど快適なときはないと言われるくらいの環境です。文字通り「ぬるま湯に浸かった生活」をしているのです。

それが出産によって一変し、酸素も食物も全て自力で取り入れないと生きていけないようになります。呼吸が途切れることは命の危機を意味します。赤ちゃんにとってはとても大きな環境の変化であり、「すぐに受け入れろ」「すぐに適応しなさい」と言われても、到底受け入れられるものではありません。こうした変化についていけない赤ちゃんは、勿論「現実を飲み込めない!!」と言葉で伝えることもできず、嘔吐や受乳拒否という形で訴えることになりますが、水様便が止まらず嘔吐と下痢で脱水症状になれば、命が危ぶまれることさえあります。

この病態はよく「食中毒ではないか」と受け止められて無用な薬剤を与えられることがありますが、ただ「現実を飲み込めないだけの反応」ですので、尿にケトン体が見られれば確実に自家中毒と診断され、治療はブドウ糖を静脈に入れるだけで早期に治ってしまいます。しかしながら、このような自家中毒症は、ただ単に初めての環境に置かれたときにだけ起きるわけではありません。家の中の騒音が著しく、赤ちゃんがゆっくり眠れないときにも同じような症状が見られる場合があります。実際、赤ちゃんは誕生の瞬間まで「ぬるま湯の中」でゆったりと暮らし、何不自由することもなかったのですから、急激に外界という異なった環境へ馴染むように仕向けても無理というものでしょう。出産してからは、慌てず騒がず、ゆったりとした環境作りに努めることが赤ちゃんのためになるのです。

同様の症状は、赤ちゃんに限らず小児から大人でも見られます。どんな年齢であっても、周囲の環境に馴染めないときには吐き気や嘔吐、下痢などをすることがわかっていますが、ストレス耐性（ストレスに耐えられる力）には個人差があるため症状が表れない場合もあります。ストレス耐性は年齢や時期、性格によっても異なるため、同じ消化器の症状であっても、その表れ方は人それぞれです。例えば、子供の世界であっても大人の世界であっても、ある環境ではいじめられっ子であったのに、別の環境ではいじめっ子になる場合があるというのはよく知られていますが、子供の場合、大人と比べて経験が少ないのでストレスに対しての耐性が弱いと言えます。そのため同じストレスに直面していても、極端な症状を示すことが少なからずあるのです。

■思春期における心の傷

次に成長期の身体の変化に伴うデリケートな心情について考えてみましょう。

Ｋ・Ｔちゃん（12歳・女児）は、11歳の半ばに初潮を迎えました。以来、母親の勧めで予定日の10日前より月経用のナプキンを持参していましたが、いくら予定日を推測していても、環境や気持ちの変化などで大幅に遅れたり、反対に突然、月経になったりすることがあったのです。あるとき、予測していなかった日に突然、月経になったためナプキンを用意しておらず、授業中に下着を通して椅子を汚してしまいました。これを見た男の子たちが、やいのやいのと囃し立てたのです。学校では生理のことを女子にしか教えていませんでした。男子はそれとなく家庭で聞いたこともあったようですが、中途半端な知識しかなかったため、結局のところ囃し立ててしまったのです。

以来、Ｋ・Ｔちゃんは、夜になると何となく気持ちが悪くなって夕食がほとんど取れず、朝には吐き気や嘔吐を繰り返し、登校できなくなってしまったのですが、４～５日して月経が終わると、何食わぬ顔をして登校していました。ところが、やはり次の月経の予定日が近づくと、吐き気や嘔吐が激しくなり、再び登校できなくなってしまったのです。担任の教師は言うまでもなく、吐き気や嘔吐で登校できなくなっている元の理由を学校側は知っていたはずですが、そのまま時は経過するばかりで対応策は見つからず、彼女は一人悩んでいました。彼女の母親は、月経と関係がありそうなときに娘が登校できないくらいの吐き気や嘔吐を繰り返すので、思い切って担任の教師に相談してみたのですが、当初、担任は、不登校の元となった現場にいたにもかかわらず、早期の措置を取らなかったという負い目があったため、本当の理由を母親には伝えず、「どうやって、月経の意味合いをK・Tちゃんに話したらいいでしょうね」と、誤魔化していたのでした。そのためどう対処したらいいのかわからないまま、母親は娘に心療内科を受診させ、週に一度のカウンセリングを受けるようになりました。約一月半通院するうちに、本人の口からきっかけとなった事件のことを聞かされ、母親から担任に伝えられたのでした。そして、教師への対応策として「男子生徒全員に直接謝らせる」ということになったのです。不承不承、担任は教頭に頼み込み、全男子生徒のみならず女子生徒も含めて彼女に謝らせました。大ごととなってしまったようでしたが、教頭の配慮によって無事に事態は収拾され、K・Tちゃんは翌週より登校し始めたのでした。勿論、全てが解決したわけではなく、彼女は依然として抗不安薬を服用しており、カウンセリングにも通っています。

思春期に入ろうとしている女児が生理のことを知られるのは大きなストレスであると想像できますし、同時に大人になっていくための身体の変化を経験しなければならない状況の中で、ストレスによる身体症状も乗り越える必要があったのです。その後、K・Tちゃんの心に残る傷は少しずつ癒やされてきているようです。大人から見れば取るに足りないことかもしれませんが、簡単にやり過ごすべきではないということを教えられたケースでした。

（3）胃の痛みからわかること

次によく見られるのが「胃の痛み」です。日本人には「胸の痛み」を覚える人が比較的多いと言われますが、これには二種類あり、「食道」と「心臓」からくる胸の痛みです。食道からくる痛みの場合、「食道とは、咽喉（喉）を経て、真後ろに向かい、脊椎のまん前を下降し、前の方に回り、胃に繋がります」から、痛いと感じるなら背中のほうになるのが自然と言えます。胸を押さえて「食道が痛い、焼けるように痛い」と訴える方をよく見かけますが、「胸には肋骨以外痛みを感じるところがない」ので、おそらく何か耐えがたいストレスを抱えているのではないかと推測されます。

また、何かストレスとなるような事態に直面して「胃が痛いなー、胃癌かな？」と言いながらお腹を押さえて人がいますが、欧米人には滑稽に思われています。なぜなら痛いと言って押さえているところは胃ではないからです。勿論、正確な胃の部分に痛みを訴える人がいるのも確かです。この現象の良くないところは、ストレスを感じるたびごとに胃の部分に手を当てがう習慣によって、同じところにストレスホルモン（グルココルチコイド：急激なストレスに襲われたときに、この事態を全身に伝えてストレスによって急激に破壊された身体臓器を修復するホルモンのこと。これに対して、長期に渡る身体臓器の破壊には、デハイドロエピアンドロステロンという急激ではないが長期に渡って修復し続けるホルモンがある[11]）が集結してしまうようになるということです。つまり手を当てること＝ホルモンの副作用によって胃壁に傷がつくことがあるのです。人間の身体は、この二つのホルモン（グルココルチコイドとデハイドロエピアンドロステロン）によって生命を保持し続けています。

（4）胆のうは怒りの臓器[27]

次は胆のうについてです。古来より、胆のうは「怒りの臓器」と言われてきました。胆汁が多いほど、表に出さない怒りが溜まっているということを意味し、いざというときに爆発させると言われます。怒りを我慢しすぎると胆汁が石に変わり（胆石）、容易には外に排出されなくなります。そうなれば自らを苦しめ、傷つけることになると言われてきました。ここで一つの例を紹介します。

大手機器製造会社に勤務するＳ・Ｉさん（49歳・男性）は、当初「胆石の痛みに耐えられないので何とかしてほしい」と言って心療内科・精神科を受診されました。

そのとき担当した医師は「外科か消化器科を訪れたらどうでしょう」と伝えて断ろうとしたのです。ところが、あまりにも真剣に頼み込むため、「抗うつ剤の点滴で痛みが軽くなることがあるので試していただきましょうか」と答えました。するとＳ・Ｉさんは「是非ともお願いします。他へ行ったら『麻薬製剤ならあるが胆石程度では…』と言って断られました。自分としても麻薬なんか飲みたくないし、他の安全な薬を処方してもらおうと思って行ったのですが、どうにもならなくて、ここにお願いに来たのです」と懇願するため、「かなり以前からある治療法ですが、クロミプラミンといううつ病の薬を点滴で入れますと、かなりの痛みでも改善すると思いますが」と話して、一度、試してみることになりました。

すぐにＳＤＳ（うつ状態の判定スケール）が試みられ、66点と高値を示したため、彼はうつ病としてクロミプラミン50㎎と生理食塩水５００㎖の点滴が施されることになりました。３時間後、「全く痛くなくなりました。この点滴って麻薬とは関係ないのですか」と医師に尋ねたところ、「全く関係ありません。ですので習慣性もないですし、副作用が出ることも滅多にありませんからね」とのことでした。それから毎週のようにカウンセリングを受けるために心療内科に通うことにしたのです。

「実のところ僕は、今の会社での地位を得るまでは全く気苦労もなく、親によって敷かれたレールの上を走っていればよかったくらいに恵まれていたのです。それが、会社での事実確認さえ取れていないセクハラ問題で、家から遠く離れた他県へ出向を命ぜられたのです。あのとき僕は、忘年会で皆と一緒に酒を飲んでいたんですね。そのとき女子社員の両肩に手を乗せたというのですよ。記憶が曖昧であったのがいけなかったのですが、『女子社員の肩に軽々しく手を、しかも両手を乗せるとは許されないセクハラである』というのです。…そりゃ結婚するまでは、結構、女子社員と付き合いましたよ、…でもみんなキッパリ別れ、後腐れはなかったと思うのですが、…その、肩に手を乗せたという社員なんかは、今まで見たこともない女性だったと思います。私は確かに、上司の文句は言うわ反抗するわと、扱いにくい社員であったかもしれませんが…それが、こんなふうにしっぺ返しをされるとは思いもしなかったですよ」

カウンセリングで彼は自分の言い分をぶちまけました。

確かに、飛行機で往復しなければ行けないところへの出向となれば、容易に受け止められなかったでしょう。可能な限り、彼の訴えを受容する方向でカウンセリングは行われたのですが、彼の心の中に残る怒りは並大抵ではなく、当初は2～3個の胆のう結石だったのに、数ヶ月で、胆のうがいっぱいになるほどの結石が出来て、まるで「餃子」のような形に変形してしまいました。その頃には「カルチノイド（癌に限りなく近いが、悪性腫瘍にはなっていない癌もどきと言われるもの）」となっており、遂には手術で摘出することになったのです。カルチノイドとの診断でしたが、実際は胆のう癌であったようで、手術中に胆管が破裂して、そのまま帰らぬ人となりました。まさに彼の怒りは、彼自身をも焼き尽くすくらいの著しいものであったことが伺われます。

このように、胆のうは怒れる臓器であるということがわかります。虫垂と同じく摘出しても人間の身体には影響のない臓器とされてきたのですが、これまでの臨床経験よって、患者が長期に渡る怒りを抑えれば抑えるほど重篤な胆のう疾患を発症すると考えられるようになりました。心理学では以前から指摘されていたことでしたが、その事実を証明した重要な症例と思われます[12]。

（5）排泄に伴う羞恥心

同じ消化器であっても、出すぎる消化器と出なさすぎる消化器により、本人の意識においては大きな異なりがあります。

先ず、出すぎる場合ですが、少なくとも日本では所構わず大便を放出してもよいとは誰も思っていませんし、そもそも大便をする姿を他人に見られることへの羞恥心はかなり著しいものがあると思われます。この羞恥心に関しては、その国、その集団によりかなりの開きがあります。一般に公衆トイレが厳重に男女別になっているかだけでなく、個別性を尊ぶ作りであればあるほど羞恥心が強いと言えましょう。勿論、羞恥心に限らず、その地域の慣習、宗教性、倫理性によっても大きく異なります。排便を公衆の面前ですることを羞恥とするならば、突然襲われる便意、しかも腹痛を伴う下痢便を公衆の中で催すことを嫌うでしょう。

これとは反対に、誰が見ていても所構わず排便を行う習慣がある人たちも思いの外多いようです。衛生的な意味でも排便をする場所を特定するのでしょうが、そうしたことを考える必要のないところでは、性的羞恥性を除けば一切隠す必要のない行為となります。

いずれにしても、突然の下痢様便意に襲われて如何ともし難い状況になったときに脳裏に浮かぶのは、「トイレ、トイレ、トイレは何処にある！！？？」ということのみとなりましょう。お腹はゴロゴロ鳴り出すでしょうし、そのうち肛門周囲に全力を集中しなければいけないくらいに便が出るのを我慢できなくなります。苦しいことこの上ない我慢比べのような状況になってしまいます。やっとトイレに辿り着いても満員で空いていなければ、待っていられなくなり「ここで出してしまえば、さぞかし楽になるだろうな」と、薄れかかった意識の中で考えるかもしれません。とはいえ、現実にそうすることはできないでしょう。つまり、大概の日本人は、よほどのことがない限り他人に排便姿を見せることはないのです。現実的な話をすれば、怪我で入院したときなどには看護師さんの顔の前で排便せざるを得ないのですが、日常生活ならばよほど親しい友人の前でも排便だけは行わないはずです（ただし、食糞・尿飲を持って性欲を満たすスカトロジー、スカトロジストは、辺縁性欲の一つであり、自己表現の一つとして知られている行為です。他方、日本の法律には、比較的厳しいところがあり、公共の中での排便・排尿は、軽犯罪法違反として、罰則規定のついた刑法で取り締まられています）。

これが、お隣の中国になると日本とは違います。砂漠地帯へのバス旅行などに参加すれば、当然、数時間以上の移動となりますので、排便・排尿を催す機会が多くなってきます。日本人でも、小便の場合、日本人男性はさほど気にせずに堂々と用を足しますし、女性なら傘で隠しながら済ませるでしょう。ところが大便となると途端に困ってしまいます。「どこか隠れるところはありませんか…」となるわけです。中国ではトイレを男女別にするのは厳しく決められていますが、前を隠すものがあればＯＫで、お尻が見えていても平気で用を足してしまいます。日本人は羞恥心が強く、姿を見られることにも抵抗があるため、なおのこと場所が限定されてしまいます。とはいえ、いかに羞恥心強くとも必要なときにそのような場所がなければ仕方がないので、我慢の限界が来れば誰がそこにいようと構っていられません。不本意ではあるでしょうが、音を立てて排便することになるというわけです。

セクハラではありませんが、都市生活者なら男女とも人前で大便や小便を行うことなど考えられないでしょう。それほど羞恥心を感じるはずです。だからでしょうか、都市にある狭い路地には下痢便を行った跡が多く見られます。勿論、そうした場所で用を足す行為は軽犯罪法で取り締まられています。しかし妙な表現になりますが、あくまで大衆の面前で大小便を行おうと試みて性器やお尻を出したときには犯罪として注意されたとしても、既に大小便をしまった後に取り締まるほど血も涙もない法律ではないことは確かです。事実、我慢できずに大人が人前で排便したとしても、決して逮捕されることはありません。

(6) 過敏性腸症候群(心身症)

閉じ込められたと感じる場所、容易にトイレに行けない場所、トイレのない通勤電車、教室の外へ出ることを厳しく嫌う教師の授業中、絶対とも言えるくらい外に出ることを許されない会議や集会（初年者を交えたものほど厳しく、これとは反対に重役会などは自由に出入りできるのが常識となっています）など、自由に出入りすることができず閉じ込められている状況で耐えられないほどの便意を催すと、「このままだと大衆の前で大量の大便を漏らしてしまうかもしれない」と感じるようになり、居ても立ってもいれなくなるでしょう。

このような気持ちは、小児から大人に至るまでほぼ同じであろうと思われます。それゆえに「そのような恥をかいてはいけない」「恥をかくところにいてはいけない」と考えて、すぐに立ち去れない閉所を避けるようになるのです。「突然、便意を催して下痢便となり、我慢できずにその場で排便してしまいそうになったらどうしよう。だから自由に出入りすることができない場所には入りたくない！　そんなところにはいたくない！　どこへ行っても突然の便意に対応できるようにトイレを探しておいて、それから目的の場所に行くのです」と消化器からの訴える声が聞こえてくるようです。

このように胃腸から声を発しているのが、「過敏性腸症候群」と呼ばれる心身症です。勿論、医学的にも正式な診断名となっています。この診断名が公的に診断名として認められたのは１９４５年のことでした。それほど以前から臨床場面に出てきていながら、心身症として本格的に扱われるようになったのは、ほんの20年ほど前からです。

当初は大腸炎の一種として扱われていたため「過敏性大腸炎」と呼ばれていました。さらに、この原因病理は結腸過長症ゆえであるとされていて、盛んに大腸を短くする手術が行われていたのですが、術後も同様の症状を病むこととなり、最近の精神身体医学の発達によって「心身症」として扱われるようになったのです。それからは心理療法と薬物療法との併用で治療効果をあげるようになっていきました。

そして、この病態の心理的原因が解明されていく中で、先述した出産時のストレスをはじめとして日常における閉鎖された空間に対する過剰反応を起こさざるを得ない状況として、この疾患が捉えられるようになったのです。ここでいう閉鎖された空間というのは、一言で言えば「簡単にトイレに行けない場所」を意味します。過去に閉じ込められて困ったというような同様の経験を持つ精神的外傷（トラウマ）のある方に多い症状のようです。

例えば出生児に産道に閉じ込められるくらいの難産であったとか、呼吸もできないくらいの帝王切開で生まれた場合、あるいは父親に罰として暗い味噌蔵に閉じ込められたとか、押し入れに閉じ込められたとか、いろいろな閉じ込められた状況が推測されます。

（7）潰瘍性大腸炎（クローン病）

過敏性腸症候群と似た疾患ですが、より重症化して患者の免疫機構まで破壊するため、腸管の表面を守るべき免疫機構が崩れていくばかりです。先ずは潰瘍が広がり、潰瘍にすることによって腸管表面が破壊され、大量の出血をもたらします。この出血で、時にはショックを起こすことさえあります。さて、この症状の原因となる気持ちですが、多くのケースを調べてみると、患者のほとんどが常に笑みを浮かべて相手の言うことに逆らうことなく言われるがままの態度を取り、それが当たり前であると信じていることが多いようです。この感情が副腎皮質に伝わって副腎皮質からコルチコステロン（コルチゾール）が大量に放出されると、本来、急性期の修復ホルモンであるべきはずのホルモンがあまりに大量に放出されるため、大腸細胞を修復しすぎることが逆に破壊効果となり、大きな潰瘍となってしまうのです。

日本の医療機関では多くの場合、これに対してプレドニゾロンなどの人工副腎皮質ホルモンが大量に注射されますが、さらに修復ホルモンが大量となるため、大腸は大きな潰瘍に覆われて大量出血一方となります。医師はこれを終結させるために、大腸を端端吻合することになります。一度はこの処置で出血が治りますが、ストレスが終結に向かわない限り、何度も何度も出血と潰瘍の繰り返しとなり、ついには大腸を失ってしまうことが多いのです。

自分の意見を言うことができない患者は、何度、潰瘍と出血を繰り返そうとも、己の心を言語化することができません。

■怒りを吐き出すことで回復へ

著者の体験では、このような患者に対して、なんとか怒りの感情を腹の底から吐き出してもらうために、職場の受付嬢に無礼でつっけんどんな話し方をするよう叩き込みました。これを繰り返すうちに、遂に彼は大声で受付嬢に対して怒りを放ったのでした。以降、彼の潰瘍性大腸炎からは出血も潰瘍もなくなり、免疫学的にも回復に向かったため大成功でした。

しかし、こらはかなり稀な例なので、よほど心理学に自信がない限り真似しないように。

■発症から一般的な外科治療までの流れ

クローン病は「ストレスに発する」ものですが、そのことを理解していても、実際に臨床の中で対応策を考え回復させる方法を見出し、患者の役に立てる状態にもっていくまでにはかなりの道程があると考えるのが一般的でしょう。即ち、にわか仕立ての方法は役に立たないということです。まずは、ストレスがどのような経路を経て大腸に潰瘍を作り大出血を起こすのかを知ることから始めなければなりません。そして、完治に至る治療を行うのが大変困難であるということも知っておく必要もあります。以下、膠原病としてのクローン病の発症経路を簡単に説明してみましょう。

自らのストレスを感じにくい人（失感情症・失体感症）

＋

心の深いところまで到達する慢性のストレス

↓

初回は、大量のストレスホルモンが副腎皮質から分泌される

↓

免疫機能が可能な限り上昇するように働きます

↓

医師はストレスホルモンの10倍もの急性期の修復ホルモンを患者に与えます

↓

これによって一時的に潰瘍は小さくなり、出血は止まる方向に向かいます

←

しかし、ストレスは一度では治らず、何度も繰り返しやってきます

←

その都度、ストレスホルモンが分泌はされますが、次第にその量は減っていきます

←

医師はもっと大量の副腎皮質ホルモンを投与します

←

このホルモンは修復剤ではあるものの、投与しすぎると逆に破壊に向かってしまいます

←

手術で破壊された組織を切除し、残りを吻合します

←

その後も同じことの繰り返しとなり、遂には大腸がなくなってしまいます

このようなバカバカしい結果を生む現代の外科治療法から患者を救うために、日頃から精神分析的カウンセリングを行い、慢性型の修復ホルモン（ＤＨＥＡ）やストレスをあま

り感じなくするような抗精神薬・抗うつ薬を服用してもらいながら、日頃からマイナス感情が蓄積されないような職場へ移動するなどの対処を行えば、かなり再発率を下げることができます。

（８）癌発症のメカニズム

ちなみに癌の発症も、ほぼ同じメカニズムでの進行となります。

日常的にストレスによりいろいろな臓器の細胞が破壊されていますが、この破壊が著しくなるとともに一個の細胞内の遺伝子の変形が起きることが多くなります。一方で急性期修復ホルモンであるコルチコステロンが大量に副腎より分泌されます。そうなると今度は過剰な急性期修復ホルモン（コルチコステロン）によって細胞の破壊が促進されることになります。変形した誤った遺伝子に基づいた細胞が、コルチコステロンにより急いで作られることになります。こうして、最初は身体全体の細胞数から見れば数個の異常細胞しかなかったものが、異常細胞が増えるにつれてそれらが大勢を占めることになってしまいます。

そうなると、異常細胞である癌細胞を殺す役割を持つ、ＮＫ細胞（ナチュラルキラー細胞）が活性化されます。このＮＫ細胞は、ほぼ無限に脾臓の中で作り続けられています。本来でしたら、このＮＫ細胞が活性化されて、新しい、そして体には役に立たない細胞、即ち癌細胞を粉々に切り刻むのですが、コルチコステロンによって作られた異常遺伝子を持つ癌細胞があまりに急激に大量に作られた場合は、人間の身体はあっさりと新種の細胞に取って代わられるくらい、本来備えていた自分の細胞を失ってしまうのです。

このように僅かな細胞数の違いで、癌細胞が優位となって人間を征服したり、反対にＮＫ細胞によって癌細胞は全滅していくことになります。これは「心の叫び」「臓器の叫び」でではなく、「細胞の叫び」です。

今日、どのような状況でＮＫ細胞が勝利するのか、また癌細胞に征服されてしまうのかについての国際的なコンセンサスは出ていませんが、Ｃ型肝炎ウイルスの現状から見ると、ＮＫ細胞を活性化する物質「サイトカイン（IL-12：インターロイキン－12）」の質に依拠するところが多いように思われます。以下、平成６年から平成17年の間に、著者が経験したエヴィデンスです。[13] 患者から提供を受けた詳細な個人情報も含まれています。

■ＳＳＲＩ（セロトニン再取り込み阻害薬）を服用し続けている人についてのデータ

①１０００人のうち、５人以下しか「インフルエンザ」に感染しない
②１０００人のうち、３人以下しか「癌」に侵されない
③１０００人のうち、６人以下しか「心筋梗塞」に罹患しない

（９）左腹部の痛みについて

バカバカしい事態を評価した表現に「片腹痛い」という言葉があります。この片腹というのは左側のお腹を指しているようですが、その部分には痛くなるような臓器はありません。つまり、痛覚神経を持つ臓器がないのです（身体の左側にある膵臓は、お腹というより胃の後ろに張り付いたように存在しますので、痛いときは背中の痛みとして感じます）。その痛くなるはずのないところが痛いと感じるのですから、「ありえない事態」が起きているということです。それが、稀にでもありえる事態であれば、急激な珍しい病態としての表現ですので、バカにしたような意味合いで「片腹痛い」というような表現は行わないでしょう。全くありえないような病態であるからこそ、「片腹痛い」と表現されるのです。

医学を学んだり医療に従事しているような者でない限り、一般の多くの人たちは臓器の位置を詳しく知らないのが普通だと思います。

「この3週間くらい前から左のお腹が痛いのです。時には突然痛くなったり、時には鈍痛が感じられるのです。かといって嘔吐をするとか、下痢をすることもありません。左の肋骨の真下のほうが痛くなります」

このように訴える患者が多いと言っていいでしょう。では、そうした患者を迎え入れたときに医師がどのように対応するかを紹介します。

医師Ａ「お腹が痛いのですね。先ずＣＴ検査と血液検査を行いましょう。結果は2週間後に出ますから、その日に予約して帰ってください」

医師Ｂ「お腹が痛いのですか？　何かお腹を悪くするような物を食べた記憶はありませんか？　ＣＴ検査を行いますので、検査室へ回ってください」

医師Ｃ「お腹が痛いのですか？　２週間ですか？　左には痛くなる臓器はないのですがね…気のせいではないですか？　万が一ということもありますので、血液検査とＣＴ検査を行いましょう。結果は2週間後に出ますから、そのときに来てください」

３人の医師の対応について検討してみましょう。

先ずAですが、全く患者を人間として診ていませんね。身体にも触らず、決まり切った検査を、あたかもセットのように行い、結果に対しての対応は2週間後と言うだけの事務的な対応は如何なものでしょうか。おそらくこの患者は二度とその医師の元を訪れることはないでしょう。

次にBについて。一応、患者の食べた物を質問しているところから、消化器系の病態を考えているようですが、患者に寄り添うことなく、やはり決まり切ったセット検査でした。

最後にCですが、患者の痛みを精神的なもの、あるいは気のせいではないかと決めつけているような印象があります。患者は気のせいではないと思っているからこそ診てもらいに来たのです。それなのに「気のせいではないですか？」と聞きながら、ＣＴスキャンを行うというのは如何なものでしょうか。ＣＴスキャンでは何も異常を示す結果は出ないであろうと思いながらも、儲けるために検査を行おうとしているように感じられます。であれば、お腹を手で触り、どのような場所で、どのような痛みなのかを確認するほうが、先ではないかと思われますね。いずれにしてもこの患者は、３人の医師を評して「片腹痛い」と言われるでしょう。

一方、患者の中には「常にどこか悪い場所があるんじゃないか、なければならないんじゃないか」と思い込んでいるような人もいます。このような人たちを「心気症」と言うのですが、どこかに心の病やストレスがあるのではないかと思われるので調べてみる必要があります。例えば、「嫁姑の関係が良くない」とか、「夫婦の間がうまくいっていない」とか、心に病の元を持っている人たちが多いことも念頭に入れなければなりません。この病の元に触れることも、医師にとっては重要であると思います。

このように、患者が口にしない「思い」の中に病の原因となるものが隠されていることもあるのです。それが身体に様々な異変を起こし、症状として表れるのでしょう。この声なき声を見つけ出し適正な治癒に向かわせるのが、本来あるべき医師の姿なのではないでしょうか。

現実にお腹の片方が痛くなるのは、受け止められないくらいの馬鹿げた事態に直面したときです。社会的な出来事を例にすれば、「国の土地が数億円も値引きされて民間の特定団体に払い下げられること」や「総理大臣の友人が経営する学校の学部創設に当たって便宜が図られたと思われること」を目の前にしたときであり、実に「片腹痛い」思いをします。ほとんどの国民が感じた痛みであるため、国民全体が病に陥ったと言ってもいいでしょう。まさに、国民の「声なき声」と言えます。

腹部の左側には痛みを感じる神経がなく、臓器に痛覚がないのが一般的です。滅多に痛みを感じることのない、この腹部左側に痛みを感じることです。痛くなるはずのないところが痛く感じているので、実際には脳が痛いと思い込んでいるだけであったりします。腹部左側が痛いというのには別の意味があって、心のどこかで何かを訴えている場合が多いのです。「考えるだけでもバカバカしい事態」に遭っているときに痛むこともあるでしょう。また、痛みを感じることによって「膵臓癌じゃないだろうか」という疑いまで持ってしまうことも稀ではありません。

■背中の左側に感じる痛みの正体

恒例の定期人事異動が行われて、３ヶ月後のことでした。ＩＴ産業社員のＲ・Ｍさん（42歳・女性）は時々、左の背中に耐え難い痛み[14)]を感じるようになっていました。一般的に「左の背中が痛むと膵臓癌が疑われ、もし膵臓癌であったら、持っても3ヶ月の命である」と言われていましたが、「まだ課長にもなっていないのに休職してたまるか。絶対に課長以上になってやる」と思っていたそうです。また「もし膵臓癌であったら、この道を選んだ意味がない」と不安な気持ちにもなりながら、毎日を過ごしていました。

左背中の痛みは著しくなる一方であり、ある日、突然、耐え難い痛みに襲われ、救急車で病院に担ぎ込まれたのでした。しかし、入院して精密な検査を受けたところ、どこにも異常が見つからず、痛みも感じられなくなっていたので、会社に戻ることになりました。

膵臓は背中側にあって「胃に張り付いたように存在する」臓器であり、膵炎などになると疝痛（耐えられないくらいの著しい痛み）に襲われますが、抗生物質を大量に投与することで比較的早く改善することが期待できます。中途半端に痛む場合のほうが、癌である可能性が高いと言われています。つまり「背中が耐えられないくらいに痛いのです。癌じゃないでしょうか」と心配する患者ほど癌ではない場合が多く、「どうも最近、左の背中が重痛いような感じがするんですよ」と相談に来る人のほうが膵臓癌であることが比較的高いのです。[14] このような方は、痛みを感じ始めてから二週間程度で亡くなられることが多いようです。「痛みの質と病気の質とは一致しない」という例となりましょう。

6. アレルギー反応について

(1) 皮膚に出てくるストレス病

ストレスによって語られる症状の中には皮膚の病態も多く、根が深いものも稀ならず見られます。

「アトピー性皮膚炎」は最も早く新生児から見られる皮膚病ですが、元々は抗原抗体反応を起こす物体が空気中に浮遊していたり、下着やセータなどに付いていたり、その着物そのものであったりするために起きる症状だとされてきました。ところが、アレルギー学が発展するに伴って、胎児を含めた子供たちの免疫力の低下に由来するということが明らかになってきています。さらに、ストレスが増えたり強くなると、副腎皮質からのストレスホルモンの分泌が増大し、そのホルモンがIgE抗体を大量に増やして行きます。抗体が増えると、これに惹かれて（?・）やってくるIgE抗原がこれでもかこれでもかと攻めてきます。これがアレルギー反応という現象です。

人間の体の中で起きる病気の多くは、癌を含め、このような構造になっていることが多いと言われています。

これには、アレルギー反応を起こすタンパク物質「免疫グロブリンE（IgE）」が大きく関与していることがわかっています。この免疫グロブリンが増えるとアトピー反応（アレルギー反応）が著しくなるのですが、この反応が減少するようにストレスを和らげると、IgEが減少してアレルギー反応も少なくなり症状も消えていくということが判明したのです[13]。

アトピーやアレルギー反応の症状が出る【IgE抗原＋IgE抗体】の量は、概ね350μg/ml以上と考えられています。

■蕁麻疹やアトピーになったら

例えば、大嫌いな教師が目の前にいると、血液中のIgEの量はどんどん増えていき、350を超えると同時に皮膚が痒くなったり腫れてきます。またブツブツが出来てくることもあります。腫れてくるのを「蕁麻疹」と言い、ブツブツが出てくるのを「アトピー性皮膚炎」と言います。いずれにしても痒いので、勉強もままならないくらい辛い病気です。

治療方法としては、原因療法もさることながら、対症療法を行わざるを得ないのが現実のようですね。

先ずはアレルギー反応を鎮めるための抗アレルギー剤と、真っ赤になった炎症を鎮めるための抗炎症剤を使わざるを得ません。多くの抗アレルギー剤には眠気を催したりする副作用がありますし、抗炎症剤を長期間使用し続けると効果が薄くなったり、それに含まれる強力な糖成分によって糖尿病になったりすることもあります。そのため、治療する医師は慎重に薬を選び、服用する量や処方期間についても、より慎重にならざるを得ません。

このような疾患であるため、なおのこと、その疾患の深い心理規制を理解しなければならないでしょう。その底に存在するのは、まぎれもない患者の怒りであるということです。自らの体の中に収まりきれない「怒り」があるため、体外に突出、あるいは流出したのがアトピー性皮膚炎でありアレルギー性蕁麻疹であると考えられるのです。反対に怒りを身体の外に出せないまま体の中にしまい込まれた状態が続いてしまうと、いろいろ大変な症状を作り出すことになるということも明らかになったのです。耐え難い痒みと膨隆に変形したのが、これらの病態であり、この声なき声が免疫グロブリンEを作り出し、それがアトピー性皮膚炎や蕁麻疹を引き起こすことで、著しい痒みを感じ、自分を苦しめ、そうした姿を外にアピールする病気になるのです。心の苦痛（ストレス）が皮膚組織に表出した疾患の一つです。

その他に、アトピー性皮膚炎の元であるIgEが臍帯を通過することもわかっています。それゆえに遺伝性とは言えないことが明らかになっています。胎児が胎内に入るときから母親の体内に増えているストレスホルモン（コルチコステロン）が大量にアトピー性皮膚炎の元であるIgEを作り続けるため、胎内に入るときから母親の感情がアトピー性皮膚炎として胎児の皮膚を作り上げていることもあるのです。こうした働きを知らずに、アトピー性皮膚炎を遺伝性と認識して誤った判断をし、母親の治療を蔑ろにして胎児や新生児のみの治療に専念することもありますが、子供の症状が遺伝ではなく母親へのストレスが原因で伝えられたストレス性皮膚炎ではないかと疑ってみる必要もあるでしょう。

これらは皮膚が表現する心の状態であり、ストレスということができます。

第2章　行動から読み取る心の内側

1. 行動や癖が表す心の声

（1）なぜ髪を抜くのか

意識的に、あるいは無意識に髪の毛を引っ張って抜いてしまう症状を「抜毛症」と言います。様々な年齢の女性に見られますが、男性ではめったにない症状です。女性の「クヤシー！　どうして私だけが苦しまなければならないの！」という心の声が髪を引き抜くという行動で表現されているのです。どんなことに対してクヤシーと思うのか見てみると、「どうしてこんなに太ってしまうの！」とか、「なぜあの子はあんなに可愛くて、私はブサイクなの！」とか、「どうしてあの子はあんなにお金持ちなのに、私は貧乏なの！」というように誰かと比較して感じる場合が多いようです。

いろいろな悔しさがありますが、それらを何とか鎮めようとして髪の毛を引き抜いてしまうのでしょうか。自分の身体を痛めつけることで、悔しさを解消しようとしたり、忘れようとしたり、紛らわせようとしているのかもしれません。いろいろなストレスに耐えきれず、ついつい髪を引っ張って抜いてしまうのです。これが続くと、髪を抜いた部分の地肌が外からも見えるくらいになってしまい、恥ずかしい思いをすることもあるでしょう。

家庭内のストレスとしては、両親が不仲であったり、親からの過剰な叱責や規制などが原因となっている場合が多いようですが、他にも様々な原因が考えられます。

例えば、今日のように学歴第一主義の時代にあっては、塾通いや家庭での学習が当たり前のように強いられています。子供であれば、このような強制に対して反発することはあっても、親に対して強く反抗するほどの行動に移すことはほとんどありません。母親から「お父さんみたいに安月給だったら将来が不安でしょ。欲しいものも買えないし、行きたいところへも行けないし…」などと言われれば、我慢しながらでも仕方なく勉強する子供のほうが多いでしょう。

子供としては真正面から反抗することもできず、割り切れない気持ちを持ったままということになるため、何気なく髪の毛をいじりながら引き抜くようになります。徐々にそうした行為が増えていって地肌が見えるくらいになると、ようやく鏡に映る自分の頭髪の乏しさに気が付いて、心療内科を訪れることになるのです。こうした子供の「抜毛症」の場合、治療するのは比較的容易です。先述した「クヤシー」事柄について、専門家（心療内科医や心理療法士）に相談されるのが最も近道ですが、親子で話し合ってみるのも大切な治療となりましょう。ただ、抜毛症の原因として疑われる事情が心理的な事柄であったとしても、子供たちの頭の表皮は極めてナイーブなので、心理療法を行いながら頭皮にワセリンのような軟膏をつけてマッサージを行うのも大切な治療となります。

(2) なぜ爪を噛むのか

小さい子供だけに留まらず、最近では大人の中にも「手足の爪を噛む」のが習慣になっている人たちが増えているようです。半世紀前の調査では「手の爪は噛んでも足の爪は噛まない」というのが一般的だったようで、手と足とでは噛む対象として理解できるかどうかという印象に違いを感じる人が大多数だと思われるため、「手足の爪を噛む」人の身近にいる人たちは「手の爪噛みには気付いていても、まさか足まで噛むとは思わなかった」と驚く場合が多かったのです。今の人たちが持つ印象はどのようなものなのでしょうか。半世紀前に爪切りがどの程度の稀少性を持っていたのかわからないということもあり、現在の状況とは比較しづらいと言えるでしょう。

爪噛みが「然るべき精神性を表現する行為」であると明らかにされたのも、近々の精神病理の発展によるものと考えられます。そのように理解すれば「うっかり爪を噛んでいた」というような解釈は成り立たないため、爪を噛むようになるまでの然るべき病理がある場合に限って、その行為がなされると考えてよいでしょう。

では、どのような病理が考えられるのでしょうか。最も多いのが、それまでの生育歴において「複数の鬱屈した病理性」が潜んでおり、積み重ねられて来ていることが原因となっています。

やむなく自分の爪を噛んでしまうわけですが、噛むことによってかなりの苦痛を感じるということがわかっています。そのことを本人も自覚していながら止めることができない自虐的な行為であり、「本当なら顔に向かって噛み付いてやりたい」と思うほどの攻撃性を秘めているということも念頭に置いておかなければなりません。ある種、リストカットと相通じるところがあります。それゆえ、心の底に潜む鬱屈した感情の元を理解することが重要です。では、どのようなときに爪を噛んでしまうのでしょうか。

・イライラしているとき
・緊張しているとき
・強い不安を感じたとき
・退屈なとき
・忙しくて仕方ないとき

このような感情を持っているときに、ついつい爪を噛んでしまうと思われていますが、爪を噛む行為というのは他人から見ると気になるもので、「止めなさいよ」というような注意の声を誘います。これがさらに増強剤となり、習慣性を強化していくものと考えられています。基本的病理としては、次のようなことが推察されます。

・思いきり誰かに甘えたい
・自分の努力を認めてほしい
・優しく抱きしめてほしい

つまり、本人が求めていることと爪噛みという行為は直接関係がありません。目的を達するために爪を噛んでいるのではないのです。爪を噛んだからといって、望んでいることが叶うわけではないことはわかっているはずなので、心の内にある思いと実際の行為に大きなねじれが生じていることになります。

ではなぜ爪を噛むのか。爪を噛むと脳の中で脳内麻薬（メチルエンドルフィン）が作られ、ある種の快感を得ることができます。メチルエンドルフィンは性交時のオルガズムのときに分泌されるものと同じ物質であり、快感を求めるために習慣性を持つ行為となる可能性が高いのです。それでは、爪噛みの習慣から脱するにはどうしたらよいのでしょう。

・マニキュアを爪に塗ると苦い味がするので、爪を噛む習慣を減らせるかもしれません。
・ネイルサロンで爪をケアしてみるのも、爪噛み癖の抑止につながります。

どうして爪噛みをなくすことを考えなければならないのか、説明しておきましょう。

人間が感染症にかかるのは、ほとんどが経口感染です。口からばい菌やウイルスが体内に侵入することで感染症にかかるのです。爪を噛むことで「風邪」「インフルエンザ」「ウイルス性胃腸炎」をはじめ、あらゆる感染症にかかる確率がぐっと上がります。また、噛んだ爪や傷ついた指からバイキンが入り込み、「巻き爪」「炎症」「膿」のような新たな症状を引き起こす場合もあります。すると、さらに感染症にかかりやすくなるのですが、「巻き爪」「炎症」「膿」などの症状が出ることで爪噛みへのこだわりが強くなり、止めるということが困難になるというわけです。

日常的によく見られる爪噛みですが、以上のようなことをふまえて、決して放置しておくことができない疾患であると認識しておくべきでしょう。たかが爪噛み、されど爪噛みです。爪噛みは「身体と行動が語る疾患」であり、注意すべき重大な症状と言えます。

以前、チフス菌によるサルモネラ・ティフィによって一家8人が食中毒に罹患した事件がありましたが、元はと言えば少年の単純な爪噛みが事の始まりでした。一家8人が生死の境を彷徨うことになったのですが、一人の少年がバクテリアに触れた爪を漫然と噛んでいたことが原因だったと後に判明するという、誰もが予想だにしなかったことが原因だったのです。しかも、日常的に爪を噛んでいた少年には様々な細菌やウイルスに対する免疫が出来ていたため、何の症状にも侵されることなく、彼一人が健康であったということでした。

その少年が爪を噛むようになったのは、2歳とも3歳とも言われていましたが、その頃から一緒に遊ぶ友達がいなかったため、一人で過ごしていることが多かったと言います。父親は、妻が少年を身ごもった頃から帰宅する日が少なくなり、帰宅したとしても言い争いや喧嘩が多かったようです。そんな両親の間に生まれてきた少年には、抱き抱えられたという記憶がないほど自分の親に構ってもらったことがなかったといいます。それでも両親が離婚することはなかったのですが、毎日が「いがみ合い」の連続でした。父親は不在の日が多かったと言います。少年は両親から特に疎まれていたわけではありませんでしたが、かといって可愛がられることもなかったようです。そんな、実に複雑な扱いを受けていたのです。

いつの間にか少年には爪を噛む癖が付いており、最初は手の爪を噛んでいたのですが、そのうち足の爪も噛むようになりました。両親は少年が感じているストレスを理解していなかったので、変わらない環境（両親が不仲で、特別可愛がってはもらえない状況）の中で生活を続けなければならなかったのです。

そのうち少年の表情に一つの変化が現れました。他人の顔を見たり、他人に自分の顔を見るたびに、右目の瞼をパチパチとさせるようになりました。やがてそれは両目へと変化していきます。この現象を「チック」と言い、環境が悪化するたびごとに、少年の瞼の動きも著しくなっていたのです。両親に対して「何とか環境を変えてほしい、辛くて耐えられないよ!!」と表現しているようでした。これもまた「身体で訴える」心の叫びだったのです。

子供は当然のことながら、親の後から生まれてきます。それまでに両親が作り上げてきた、あるいは新たな命の誕生によって作られた環境の中で子供は暮らしていくことになるのです。爪噛みもチックも、両親が作り上げた環境に対する子供からの警告と捉えることができるのではないでしょうか。両親に向けて発せられる「このような環境では育っていけません。苦しくてたまらないので、この環境を改善してください」という悲痛な訴えが、爪噛みやチックといった行動と通して表現されているということを、親の立場からしっかりと認識すべきでしょう。

一方で、爪噛みやチックを先天性の器質的な疾患とする考えもあります。しかしながら、このような考え方のほとんどには、それを証明するデータがないものが多く、結論を猶予せざるを得ないのが現状です。いずれにしても、子供たちの置かれている状況を考えると、問題を持つ環境にいる場合は、何らかの治療的対応が必要になるでしょう。

ただし、「先天性あるいは器質性疾患という見方」と「環境が作り出した問題行動という認識」は分けて考えようというわけではありません。器質性だからといって薬剤やオペラント、認知行動科学で簡単に対応できる対象事例ではないはずですし、精神医学の中において心理学が確実に存在することが認められている現在、このような子供たちに対する基本的な接近法として存在するのは、精神療法的な治療を基本に置くべきであろうと考える次第です。

今日、精神医学の世界では「認知行動科学」がかなり広い範囲で流行しているというのは一般にもよく知られていることなので、そうした考え方を今更述べるのも気が引けますし、時間を取るばかりです。ここでは精神療法の有用点だけを示すことにしたいと思います。

精神療法が精神病理学を基本に置いているということは、今更申すまでもありません。また、身体療法の基本に「組織病理学」が根強く存在していることは、各医療機関の評価の第一に病理解剖の件数が挙げられているところからも明らかです。さらに、この病理学の研究は「病理がいつも同じではない」ということを証明しながら行われています。

身体の治療には縁のない精神医学者なら、薬剤の処方の仕方さえもおぼつかないでしょうし、そもそも薬物療法という明らかな「身体療法」にさえ興味を持たないかもしれません。しかしながら、いかなる疾患であれ、必ずと言ってよいほど身体療法が必要となっているように思えます。少なくとも身体療法に不要な病理・病気というものは存在しないのではないかと思うのですが、この点について各々の治療者がどのような考えを持っているのかは不明ですので、別の機会に論議してもらうことにしましょう。いずれにしても、何らかの治療行為を行うには必ず身体療法が関わると信じているので、病者の訴えに広く深く探索の目を向けなければならないのです。探索の目というのは決して解剖学的な意味だけではなく、全ての目、即ち心の目、触覚の目、疑問の目、研究の目といったことであり、あらゆる角度から患者の訴えや苦痛に耳を傾けることを意味します。

これが私の考える「人の見方の基本」であり、同時に忘れてはならない基本的概念[15]であると思っています。

2. 精神障害についての捉え方

(1) IgM 精神病(非定型精神病/統合失調感情障害)

急激に襲われる症状として、「闇の中に真っ逆さまに落ちていく体験」をしたり、「周囲の世界が音を立てて崩れていくような世界没落体験」をするといった精神疾患があります。この病気が悪化するときには、炎症と最も近い関係にあるIgM(免疫グロブリンM)が急激に上昇し、ウイルス性脳炎のような発熱も見られますが、ほとんどの患者は数日で治るのが一般的です。この疾患は元々「非定型精神病」と呼ばれた病態で、急激に症状が現れてほんの数日で治る精神疾患のことを言っていました。しかし免疫機構が関わっているため、時には40度近くの高熱が続き、然るべき免疫療法が行われないと死に至ることもあります。これを「致死性緊張病」と呼んだ時代がありました。

ともあれ、何らかの原因でIgM免疫が低下して高熱となり、「世界が音を立てて崩れていく」ような体験をし、暴れ回ることがあるため拘束衣が必要になる場合もあります。これを後にSyndrome malin(悪性症候群)と診断するようになったのかもしれません[13)]。炎症と深い関係のある免疫グロブリンには、IgG, IgA, IgM などが知られています。

Syndrome malin は、今日では概ね抗精神薬に由来すると考えられていますが、この疾患を症候学的に検討すると、かつて「致死性緊張病」と言われていた病態に酷似していますし、症候のみならず免疫学的にも同じ病態ではないかと疑われています。時代的に可能な検査の種類と正確性において、一致することが証明できないため別々に扱われているようですが、脳性の発熱、極端な筋緊張、意識障害などを確認すると、ほぼ同様の病態と言えるのではないでしょうか。人間であれ他の動物であれ、自己の苦痛を言葉で表現できなければ、代わりに身体で表すことになるのです。

Syndrome malin の発祥は、向精神薬のハロペリドールなどのドーパミン作動薬の大量投与に源を発していると言われます。このドーパミンという脳内ホルモンは、脳内のみならず全身の抵抗力、特にＮＫ関係の免疫系を極端に低下させることがわかっています。もとよりＮＫ細胞はウイルスやその他の極端に小さな物質への免疫力を発揮します。それゆえ発熱中枢は、このような小さな物質に対してはかなり敏感に反応するので、高熱となりやすいのです。多方面から考えても、人間を楽しくするホルモンであるドーパミンの分泌を極端に抑えるハロペリドールを習慣的に服用すれば、当然ながら抗ウイルス作用は低下し、それにも増して人間の「楽しい」とか「笑いたい」という感情は、極端に抑えられてしまいます。そのため、精神疾患に罹患した人はいつも暗い顔をしているのではないでしょうか。鉄格子で囲まれた精神病院に入れられっぱなしの患者などは、365日、ドーパミンを抑える薬を飲んでいるのですから、当然、暗い表情の毎日となって当然です。

最近の精神衛生の状況を新たに知るために、450名の入院患者が入るという精神病院を訪ねてみました。勿論、個人情報は絶対に外には出しませんが、現状がよく伝わるように取材を行ってまいりましたので、詳しく見ていきましょう。

■統合失調症とは

Aさん（45歳・男性）は朝起きてから夜寝るまで、独り言を言っていました。誰もその患者のことを噂しているわけではないのに、突然「なんか言ったんじゃない？　悪口を言ったでしょ！」と、何とも言い掛かりのような口調で誰かに話しかけていました。言われたほうは「何も言っていないよ。君こそ僕の悪口を言ってたんじゃない？」と言い返していました。眉間にしわを寄せて言い合っている二人の様子から、現在の生活が楽しいとは決して感じていないであろうと想像できる表情をしていました。

このような生活を送っている患者たちの中から、家族と本人に了承を得た方に限ってＮＫ細胞活性とIL-12、そしてストレスホルモンであるコルチコステロンを測定させてもらいました。その結果、ＮＫ細胞活性、IL-2、コルチコステロンは、健常者に比べて圧倒的な高値を示したのです。こうした結果から、統合失調症の患者には圧倒的に悪性腫瘍が少なく、肺炎や肺結核が多いことが判明したのです（抗バクテリア免疫作用を持つＴ細胞系免疫が極端に低かったのです。厚生労働省の調査結果を見ても、精神疾患の人たちは肺炎や結核などのバクテリア感染症が圧倒的に多いということがわかっています）。

さらに、楽しさや嬉しさを表現するドーパミンの分泌を抑えるような薬剤（抗精神薬）を服用している患者は、慢性的なストレスによって抗悪性腫瘍・抗癌作用が高まっているので、癌に罹患されることが少ないのではないでしょうか。反対にバクテリア（バイ菌）による肺炎や肺結核が多いというのも納得できる現象のように推測されます[13]。

もしこの状況が事実だとすれば、統合失調症の患者さんたちは常にストレスに晒されながらも、ドーパミンという「幸福感を与えながらも、過敏に陥らせる」脳内ホルモンによって癌はもとよりインフルエンザなどのウイルスからも守られているように推測されます。そしてその心の中では、苦しいながらも、ある種の幸福感を味わっているのかもしれません。

自己と他者の明確な異なりを感じることは、人にとって崇高な喜びであると考えられています。[16] 人は、他者が自己とは異なると感じるがゆえに、他者との接触を求めるでしょうし、他者との接触の場を自己の場へと取り込むことが、人にとっての至高の喜びであり、満足感となると思われているのです。この満足感を得るために、人との付き合いを求めるのでしょう。だから、他人が自分の陰口を叩いたり、悪口を言ったり、除け者にしようと計画を立てたりしていると感じれば、快感を求める力は失われ、人を恨んで襲ったり傷つけたりするのかもしれません。これが統合失調症であるとすれば、実に悲壮な病態であると言えます。

実のところ、統合失調症の患者は心の中で「自己と他者の区別がつかず、その関係性が不明瞭である」と感じているがゆえに、他者との付き合いや、他者が近づいてくることに恐怖を感じるのではないでしょうか。所謂「個別化の失敗」[17]と言われるように、個別性が確立していない限り、他者との付き合いには常に用心深くなっているのです。その用心深さの裏返しとして表現されるのが攻撃性ということになるのでしょう。

統合失調症というものが攻撃性や暴力性、怒りなどを元々持ち合わせているのではなく、常に自己と他者との間に不安を持ち続けているがゆえにそのような言動が見られると考えられます。実際、統合失調症の人から積極的な攻撃性が見られることは極めて稀です。多くの場合、他者との関係性において「人と人との間」を上手く取れずにいれば、自己と他者の間には、互いにその間を「自己の間」にするための試みが長期にわたって続きます。この間の奪い合いが続くと、緊張した間が作られてしまうのです。緊張した間が互いの緊張状態を長く保つことになり、その遷延化ゆえにほんの少しの動きに対しても過剰な反応が見られるようになってしまうのでしょう。争いになるとすれば、この遷延化の結果であろうと考えられています。

霊長類の中で最も個別化されていないのが、人間であろうと考えられます。なぜなら、緊張した間が作られることによって同種が同種を殺害するのは、人間だけだからです。

霊長類のボスとボスが主導権争いに遭遇するのは稀なことではありませんが、大抵の場合、長い睨み合いの末に直接相手に襲い掛かるような戦いになります。ほんの数分の戦いによって、どちらが勝者かを互いに悟り、勝者は敗者を労わりつつ、それ以上、追い詰めることはしませんし、敗者となったほうも敗者らしく堂々と群れを去っていきます。勝者はこの敗者を黙って見送ることになります。

人間の世界を見てみると、このように前提として「種を守る」という大原則に欠けているように思えます。そのため、一旦争いが収まったかのように見えても、声なき声で訴えたり叫んだり、あるいは策を講じてみたりすることになるようです。一度起きた争いは、なかなか終結を迎えられません。相手が滅ぶまで戦い続けるのが、人間の悲しいサガなのでしょうか。「種の保存」を大前提とする他の生物たちを是非とも見習うべきだと思います。

■無差別殺傷事件について

過去に「秋葉原事件」というのがあったことを記憶されているでしょうか。

ある程度の年齢の人なら知らない人はいないと思いますが、秋葉原駅前大通りの歩行者天国で満員の道路に車で突っ込み、逃げまどう人たちを次から次へとダガーナイフで刺し殺し続けたのです。確保された犯人は「誰でもいいから殺したかった」とあっさり話したそうです。警視庁のことですから背後関係などについては虱潰《しらみ》しに確認した上でのことと思いますが、残念ながら取り調べを進めていってもはっきりとした動機が明らかになることはありませんでした。

事件発覚以来、関西の某有名ナイフショップに張り付きの捜査員が置かれたようです。既にナイフの出どころが判明し、別のナイフショップであることが判明していたのですが、半年から一年の間、先のナイフショップに張り込みの捜査員が置かれたそうです。

この間、国家公安委員会から「ダガーナイフは殺人のみを目的に作られたものであるため、本日よりダガーナイフの販売・所持を禁止する。よって、これを所持する者は近くの警察へ持参し、廃棄処分するように」との命令が出されました。こうしてダガーナイフを持っていた一般市民は警察へ届け出て、ナイフは廃棄処分されたのです。

一言でダガーナイフと言っても、米国兵がブーツの中に携行している通常の支給品（鉄板を切ったような安物のブーツナイフ）から、ヨーロッパでは伝統的なフェンシング用の剣、刃渡り20～30㎝の美術品的価値の高いダガーナイフ、刃にダマスカスという合金を鋳造したもの、日本刀のような鉄の刃の鍛造刃、その他、象嵌を施したグリップ付きなど、高級美術品に分類されるダガーナイフも、全て廃棄処分とすることになったのです。聞くところによると、現実に廃棄された美術品の域を超えるものの中には、現代の作品である高価なもので数千万円以上、ルネサンスより過去のものになると数億円を超えるものもあったと言われています。これらの歴史的遺産が本当に廃棄されてしまったとは考えたくありませんが、「殺人事件が起きたのは、ダガーナイフが存在するから」「無差別殺人犯には罪がなく、そのようなことを問うよりダガーナイフの存在に悪の根源がある」と言っているのと同じような印象を持った人も多かったと思います。信じられないような滅茶苦茶な論理によってナイフを廃棄し、事件を解決しようと試みたのだとしたら、同じ日本人として恥ずかしく思いますし残念としか言いようがありません。

日本の首都であり全国から人が集まってくる東京、しかも歩行者天国の真ん中で無差別殺人が起きたのですから、国家警察が批判をかわそうと必死になった結果、「ダガーナイフ犯人説」などというバカバカしい論理を持ち出したのです。何ら落ち度がない人たちが、突然やってきた狂気の人か人格障害の殺人マニアに殺されたにもかかわらず、その原因が「殺人に使われたナイフの存在にある」というのでは、到底納得できません。「ダガーナイフがあるから、こんな殺人用のナイフが売買されているから、無差別殺人が引き起こされたんだ」などという、まさに声なき声が世界に広がった事件でした。

ある大手刃物店の証言によれば、事実、警察は事件が起きると同時にこのナイフの販売店を監視に走っていたのです。「ダガーナイフを販売するから、このような事件が起きたのである」という結末にすることにより、世の目を警察への批判の目から背けさせたのかもしれません。あるいは「ダガーナイフさえなければ、このような事件は起きなかった」というような結末を作り上げようとしていたのでしょう。

何が起きたのか全くわからないまま息を引き取っていった人たち、押し寄せる恐怖におののきながら背中を刺されて亡くなった人たちの心の声はどんなものであったのでしょう。100メートル以上も執拗に追いかけてくる一人の男が、殺人という己の欲望のために道ゆく人たちをダガーナイフで突き刺していくとき、その場に遭遇した人たちが感じた思いはどんなであったのでしょう。

何が起きているのだろう。
誰か助けて下さい。
助けて〜。
助けて、助けて、死にたくない。
死にたくない、刺される。
刺される、ものすごい顔をして、突き刺そうとやってくる。
今にも、突き刺されるかもしれない。
突き刺される、突き刺される！
何が起きたのか、誰が何を起こしているのか。
誰が何をやっているのか、確実に殺意を感じる。
殺そうとしている。

これが、かの秋葉原事件の被害者が心の中で叫んだ「声にならない声」であったのでしょう…。何のために？　なんて考えられなかったはずです。…でも、こうした大きな叫び声、悲痛な叫び声は警察には届かなかったのです。この事件は「平和な日本に、殺人しか目的としない道具であるダガーナイフが存在したから、このような悲惨な事件が起きてしまったのである」という判断を下し、事件後すぐに個人のダガーナイフを廃棄処分とすることを全国民に命じたのでした。そうして歴史的に貴重な意義を持つナイフであっても、全てが廃棄されたのです。事件そのものに感じる狂気とは別に、このようなやり方にも、ある種の狂気を感じました。つまり、こうした措置が狂気に満ちた行為に見えたのです。

その場にいたほとんどの人たちは「何が起きたのか」「誰が何を起こしているのか」わからないまま、恐怖という怪物に追いかけられて防衛機構は働かなくなり、免疫機能も落ちていたものと思われます。そして事件の後、私たち国民は、ダガーナイフの存在が「元凶」であるということを伝えられるだけでした。

人間という生き物は、ある種の恐怖が限界を超えたとき、1千億とも言われる脳細胞のほとんどが働かなくなってしまい、狂気に近い恐怖を感じるものと推測されます。というのも、私たち人間は通常、ある種の幻想の中にいます。つまり「誰も自分を殺しには来ないであろう」と思っているのです。であるからこそ、安心して街を歩けるのです。ところが、それが崩されたとき、人間は「パニック」に陥るのでしょう。このパニックというのは、イントラ・フェストウム（祭りの真っ最中）という状態に入り、自己の支柱では全く判断できないところに身を置くことになります[18]（ハイデガーの『存在と時間』[19]より）。まさに「発作」という状態と同じと言えるでしょう[20]。

このように現場で「パニック」に陥った人たちと、この事件に対して「発作」的な対応をした警察は、両者とも理非弁別の明らかにならない「自我」によって、現実を誤って受け止めたのではないでしょうか。

パニック状態にあるとき、人は健全な判断ができなくなる場合があります。正常な判断はもとより、何が正常なのかもわからなくなってしまうでしょう。しかし、司法機関である裁判所や行政機関である警察は、パニックが起きるのを平静化するコントローラーとしての役割も持っているはずなのに、自らの防衛のため「凶器となるものがあることが原因」だとするような理解しがたい対応をしてしまったのです。そして未だに「事件が起こった本当の原因」はわからないままであり、自らが取った対応策に関して反省している様子もない状況を見れば、このまま誤った判断を正当化していくものと思われます。

（2）ＰＴＳＤ（心的外傷後ストレス障害）のこと

そのような状況にあって、今もなおＰＴＳＤ（心的外傷後ストレス障害：心の傷によって気持ちの整理がつかず苦しめられること）によって、通常の健全な生活が送れない人たちの存在が耳に入ってきます[20]。

全国のダガーナイフを廃棄処分したことが最高の事件処理とされている今日にあって、ＰＴＳＤに苦しみながら心を治癒するために医療機関などを彷徨い歩く被害者の方々や、亡くなられた方々のご遺族、現場を目撃した人たちなど、今なお立ち直れずに苦しんでいる方々がたくさんいるようです。ショックによる後遺症で社会に戻ることができない方々も少なくないでしょう。

当然のことながら、ダガーナイフを廃棄処分したことによってＰＴＳＤの方々が社会に戻ってこられたという話は聞いたことがありません。ダガーナイフは強制的に処分されましたが、同じ刃物（人を殺傷するためだけに作られた刀）である日本刀は個人の手元に置かれたままです。勿論、ここで「取り締まり方法が一方的である」と言いたいわけではありません。「ダガーナイフの形状が両刃になっていることから、人を殺傷する以外の目的が見当たらない危険な道具であると考えられるため、日本中のダガーナイフを処分する」と判断されたのでした。

当時、日本刀を収集していた人たちは、ある種、疑問を持ちながらも胸を撫で下ろすと同時に、「これからは日本刀による殺傷事件が増えるんじゃないだろうか」と未来を予測したといいます。

同様の状況は、9・11や3・11のようなショッキングな出来事を経験した人たちの多くにも起きており、PTSDが健康な社会生活を送ることを困難にしています。

9・11同時多発テロの直接の被害体験者は、他の国の人たちには想像もできないくらいに重度のPTSDを患っているでしょうし、3・11の津波とそれに伴う原発によって被害を受けた多くの人たちは、家族や友人だけでなく生活する場所まで失うという困難に見舞われたわけであり、生きる気力さえなくすような出来事だったため、心の傷は今もなおありありと残っているでしょう。各々が「二度と起きてはならない」「引き起こされてはならない」人為的事件であったと感じているはずです。

これらの事件によって作られた心の傷は、一瞬のうちに骨を何本も折られるような怪我より何倍も何倍も深く大きく、とてつもない「痛み」としていつまでも残っていくでしょう。

PTSDは、ただ単に個人の心の中の恐怖心を増大するということに留まりません。フランスの解剖病理学の神経科医であるシャルコーは、PTSD患者の運動麻痺、感覚麻痺、痙攣、健忘に注目しました。そして、外傷的な出来事に関する、耐え難い情動反応が一種の変成意識を引き起こし、この変成意識がヒステリー症状を生んでいるという結論を導き出したのです。ジャネ（フランスの心理学者・精神科医）はこれを「解離」と呼び、フロイトと共同研究者のブロイアー（オーストリアの生理学者・精神科医）は「二重意識」と呼びました。

戦争によって友人たちの手足が千切れるのを見たり、捕虜になって閉じ込められ孤立無援の状態に置かれたり、爆撃によって吹き飛ばされるという恐怖から気を緩める暇もないという状況が、驚くべき現象を生み出したのです。兵士たちはヒステリー患者と同じ行動をし始めました。身体的には金縛りで動けなくなったり、震えが止まらないといった症状が現れ、精神的には金切り声ですすり泣く者や、逆に感情が麻痺して無言になったり、無反応になったり、健忘が激しくなる者もいたのです。軍の伝統的な上の立場の者は、こうした症状に対して「臆病者であるからだ」と結論付け、処罰という意味合いから電気ショックによる治療を提唱していたという歴史がありますが、進歩的な考え方を持っていた者が、これらの症状が士気の高い兵士にも起こりうると捉え、れっきとした精神障害であると人道的治療を進めました。そして、その後の調査の過程で、これらの一部の状態に対してＡＳＤやＰＴＳＤという名称が付けられたのです[28)29)]。

また、ごく最近になってからは性的暴力や家庭内暴力、家庭外暴力の外傷もこのＰＴＳ

Ｄ由来と認識されるようになりました。19世紀後半のヒステリー研究は、性的暴力の研究でつまずいてしまったのです。当時は、家庭内に性的暴力が多く存在するといった概念がなかったため、フロイトがその研究を退けたのでした[21)22)]。このように、ＰＴＳＤに関しての研究は試行錯誤を繰り返しながら、その症状が持つ本質を理解するようになってきたのです。

こうした「物言わぬ疾患」としてのＰＴＳＤの研究こそ避けては通れない課題であり、「身体で表現される心の疾患」と言えるでしょう。このように限りなく広く深いＰＴＳＤですが、意外と身近な問題として受け止められていないのが現状なのではないかと思います。

第3章　嗜好が表す傾向と内面

1. 選ぶ楽器でわかる人の性格

（1）楽器の選択動機について

ほとんどの人たちは演奏会場やテレビ・映画などで交響楽団の実演を見る機会を持っていることでしょう。そして、演奏風景を見るたびに「この演奏家はなぜその楽器を選んだのだろうか?」という疑問を心の底で持つといいます。けれど、よほどそのことに興味を持たない限り、演奏会が終わればそうした疑問は薄れていき、次に演奏している姿を見るまで思い出すことはないでしょう。

当たり前の話ですが、演奏家はそれぞれが選択した楽器を演奏するために、それを手に入れなければなりません。なぜその楽器を選び、手に入れようと思ったのでしょうか。彼らが出生する前後の生活やそのときの経済状況、家族環境など様々な条件が複合的に影響し合って、ある一つの楽器を選択するようになると言われています。これまでの研究では、仮に先に選択した楽器から一旦離れたとしても、再度選択し直すときに同じ動機で同系統の楽器を選択する傾向にあるということがわかっています。

人が楽器を選ぶのか、それとも楽器が人を選ぶのか。そのことを探っていく過程でそれぞれの心理発達特性や問題性が浮かび上がってきます。演奏することになった楽器から演奏者の心の底を覗いてみましょう。では、吹奏楽器を選択する人の特徴から見ていきます。

■吹奏楽器（木管楽器）演奏者の性格とは

フルート・ピッコロ

やはりお嬢様気質なのかワガママな態度を取られることが多いように思われます。自分をいかに綺麗に魅せるかを常に気にしており、鏡の前でのポージングを密かに練習していますす。そのせいか実際に綺麗な人が多いですし、センスも良く、なぜかスラっとしてスリムであったり、小柄な女性が多いのが特徴です。

オーボエ

まじめで秀才型が多いという印象です。普段からリードを作るなど細かな作業をしていることもあって粘り強く、女性でも結構芯が太いように思われます。新しいことにチャレンジすることを嫌がる保守的なタイプが多いですね。物事を論理的に考え慎重に確実に物事をこなすので、人に信頼されます。全ての演奏者がオーボエに合わせるのが決まりなので、まさにオーケストラの音合わせの中心と言えるでしょう。オーボエが短い一本の木管楽器ですが、それほど堂々とした存在感を放っています。

ファゴット

見た目は地味で人見知りのため、存在感を出しません。口数も多くありませんが、仲良くなると世話好きな面がわかり、長く付き合えるタイプと言えるでしょう。しかし、プライベートでは変わった趣味を持っていたりするなど、独特な内面を持っている人も多いです。人とは違う才能を一つは持っていることが多いようです。

クラリネット

基本的には、みんなと仲良くしたいと考える平和主義者で、自分が目立つことを好みません。波風を起こさない控えめなタイプと言えるでしょう。騒ぎが起きても傍観していることが多いですね。ただしＥＳクラ（Ｅｂの短いクラリネット）の演奏者は結構気が強くてワガママな印象が強いように感じます。なぜか小柄で小太りな人が多いのも特徴です。最も音の低いバスクラリネットは母親的（母性的）な人が多く、性格はおおらかでふくよかな体型をしています。

サックス

いろいろと複雑な性格の人が多く、一筋縄ではいきません。困っている問題をさらに大きくするのもサックスパートと言えます。ナルシストが多く、いかにステージでかっこ良く見えるかを気にしています。女子は基本的に明るくおしゃべりなので誰とでもすぐに仲良くなるのですが、喧嘩を始めるとかなり最悪な空気を醸し出します。男子はエロスの強い人が多いようです。

■吹奏楽器（金管楽器）演奏者の性格とは

ホルン

ホルンは世界一難しいと言われる楽器ですが、吹いている人もなぜか難しい人が多いようです。一見、いい人のように思えますが、裏の顔を持っていて黒いところもあります。性格的には落ち着いていて、表立って余計なことは発しません。

トランペット

なぜかいつも「そんなハイトーン使わないよ！」というぐらい高い音を出す練習をしています。そして、一番ハイトーンが出る人が一目置かれます。吹奏楽における花形のパートであることをいつも意識していますので、自分の身なりや言動には気を使います。みんなにモテたり、人気者になるタイプか、逆に嫌われる両極端の性格の人が多いようです。

トロンボーン

よく気が付くので喧嘩の仲裁に入ったりするなど、人と人をつなげるパイプ役を果たしていると言えます。優しくてのんびりした性格の人が多く、目立ちたがりではありませんが、ソロなどは張り切ってやります。また、思い切りが悪いので、男女関係では物足りないと思われることもあります。

ユーフォニアム

ひとことで言うとロマンティストです。知識が豊富な「吹奏楽マニア」が多く、彼に聞けば全ての疑問が解けます。ただ、うんちくが長すぎて話が終わらないため、聞かなければよかったと思うこともしばしばです。また、洋酒好きの人が多いようです。

■バスパート&パーカッション演奏者の性格とは

チューバ（金管楽器）

体型も性格もどっしりしていておおらかな人が多い印象です。縁の下の力持ち的な存在ですが、実はいつも目立ちたいと考えています。合奏で無駄に余韻を残したりするのも存在感をアピールするためです。落ち着いた雰囲気を持っているので、リーダーになることが多いのですが、基本的には何も考えていません。

コントラバス（弦楽器）

いつも冷静で、ちょっと上から物事を冷めた目で見ています。小さなことに口出しはしませんが、ここぞというときに的を射た発言をして、ビシっとその場をシメます。目立った行動はしませんが、みんなから一目置かれていて女性にも密かにモテます。

パーカッション（打楽器）

明るく脳天気でムードメーカー的な存在です。調子に乗りすぎてうるさいので、よく注意されます。基本的に細かいことは気にしないタイプですが、パーカッションの中でもティンパニ奏者は、全く別の顔を持っています。突然、辞めると言い出したり、気分が乗らなくて数日、練習に来ないこともあります。

（2）嗜好の傾向も世界共通

このように見てくると、どうも選ばれた楽器そのものが、選んだ個人の内面だけではなく人格も表しているようです。このような研究は世界各国で行われており、同様の結果が出ているようです[23]。

音楽が世界に通じる言語であるということを表しているのではないでしょうか。どこの国へ行っても、ベートーベンは歴史に残る大作曲家として認識されています。音楽に対する見解は世界共通であり、楽器から流れ出る音の言語も世界共通言語であると言えるでしょう。

このように、楽器から流れ出る音（音の連続）は、それぞれの楽器の特性によって選ばれた特性の異なる人（特性の異なる音質を好む演奏者）によって、その楽器が持つ音の特性を通じて音の連続である音楽作品（楽曲）が表現され、世界共通の言葉を伝えているのです。

ベートーベンの作曲した「交響曲第三番（英雄：Eroica）」は、当初「ナポレオン・ボナパルトの勝利を祈念して共和制の英雄へ捧げる」と題して作曲されたものの、そうした思いを裏切られるかのように、皇帝の地位に就いてからのナポレオンに落胆したベートーベンは、その題名が書かれた表紙を破り捨て「ある英雄に捧げる」と書き直したと言われています。曲の題名が変わっても、演奏される交響曲第三番は作曲したときのベートーベンの思いが表現された「共和制の英雄像」を永遠に奏で続けるのではないでしょうか。彼の抱いた英雄像が消えてしまうことはないのです。言葉ではない音楽が「音の言葉」として、時間や空間を超えて世界中に語りかけている証であると考えられます。

様々な楽器の一つ一つが、異なった性格や生活の傾向を持つ人たちの心を表現しているということがわかったのではないかと思いますが、このようにして人間はそれぞれの心を少しでも深く、少しでも広く、世界の人たちに伝え続けようと試みてきたのです。

昔からある様々な楽器ですが、現在までにほぼ完成した形となり、完成した音を出せるようになっていると考えられています。しかしながら、楽器によってはあくまでも曲が作られた当時のままを保つ試みもなされており、今日まで引き継がれています。また、楽譜は残っているものの、そうした試みやその他の方法を用いても弾けない音楽（曲）もあります。例えばヴァイオリンです。本来は一度に４弦を弾くことはできないような構造になっているのですが、譜面上、一度に4弦を弾くという指定のあるところがかなり多く見られる曲もあります。譜面通りに演奏できるように、今日まで様々な工夫がなされていますが、中には「作曲者の間違いなのでは」という解釈をする音楽家の意見も出ています。

(3) 潜在的な欲求の表れ

楽器選択の話に戻りますが、楽器選択が演奏者の性格を反映しているというのとは別の見解もあります。

フロイトの発達心理学に基づいて楽器選択を考えると、母親から母乳を貪る時期(口唇期)に、母親の健康状態などが原因で要望に応じた量の母乳を充分に得られなかったり、様々な事情によって授乳時間に制限があったり、落ち着いた雰囲気の中で授乳がなされなかったり、あるいは母親とのスキンシップが少なくて充分に甘えられなかったというように、その時期に不満な思いをした人の多くは、オーボエ・クラリネット・サックスのような「しゃぶる」タイプのマウスピースを持った楽器を選ぶ傾向があります。充分に乳首をしゃぶれなかった(母親に甘えられなかった)という不満を、代わりのもので埋めようとしているのだと考えられています。

他にもこんな例があります。排泄の躾をされる時期に心の外傷や問題ある体験をした人たちは、トランペット・トロンボーン・ホルンなどのように「プファ！　プファ！」と吐き出すタイプの楽器を選ぶ傾向にあると言われます。お尻から排泄する練習（トイレットトレーニング）に関しての不足分を、排泄を連想させるような楽器を使って無意識に補おうとしているわけです。親が排泄の時間に厳しすぎたり、排泄物の状態に過敏であったり、排泄の回数に規則性を持たせていたりといったことが考えられますが、時には親が子供の排泄物の始末を嫌がっていて気持ち悪いを思いをしたり、排泄した後に長い間放っておかれて冷えたりするといったような不快な経験をしていると、そのときに感じた嫌な気持ちを再現することでカタルシスを感じようとしているというふうにも考えられています。

つまり、それらの楽器を使用することで排泄場面での感情を自由に再現することができるため、排泄行為をする際の問題を訴えているのです。勿論、演奏者たちは美しい音楽を聴衆に聞かせることが目的であって、自分が肛門期の問題性を訴えているなどとは思ってもいないでしょう。たとえ奏者に楽器選択の動機を尋ねたとしても、選択動機の理由に深い問題が潜んでいればいるほど、楽器選択の必然性を否定するはずです。

もし、このような楽器選択の必然性や病理性を知りたければ、その楽器を選択した人の潜在意識や動機を探るために、その人の生活史をできるだけ遡って尋ねてみると、答えが判明する場合があります[23]。

このように楽器選択の動機を考えてみるだけで、その楽器を選択した人の心理や心の訴えが伝わってくるのです。声ではなく「音」で心の中を知らせているのだと言えるでしょう。

(4) コミュニケーションや治療の手段として

古典的な楽器以外に限られた民族間でのみ使用されているものに「トーキング・ドラム」という打楽器がありますが、それは「言語を表現する楽器」と言われています。同じようなドラムの仲間で、部族間での話し合いを可能にしているというドラムがあります。アフリカに多く存在し、部族間の伝言をドラムのみで行っているそうです。そうした部族では、広報活動や時報などもドラムで行うのだと言います。

人間は元々、遠方の人たちとの交流をドラムで行っていたという記録があります。言語が出現する前から存在していたようですが、当然、言語が出現した後のものとは使い方に違いがあったのではないかと思います。どちらにしても重要なコミュニケーションの手段となっていたようです。

　このような歴史を踏まえて医療現場で用いられるケースもあり、認知症患者に「未開地のドラム演奏」を流すと進行が緩徐になるという報告もあります[24]。ドラムの響きが何らかのメッセージを脳に伝えることによって、脳の海馬の記憶機能の減弱を緩める作用があるのかもせれません。ドラム演奏においても、明らかなメッセージ伝達をしているということになります。

2. 猛禽類《もうきんるい》に同調する心情について

(1) 猛禽類と付き合う人たち

「猛禽類同好会」というのがあります。猛禽類とは、生肉を食べる獰猛な鳥のことを言います。鷹、鷲、梟、隼など、多くの種類の猛禽類が昼夜問わず高い空を舞っています。そして、突然、ロケットのように真っ逆さまに落ちてくる姿を見ることがあります。自らの下100メートル以上のところを餌になる鳥が飛んでいたときです。嘴を先にして、その鳥を突き刺し、同時に羽を広げて飛んでいくのです。その時間、約10秒。一瞬の間のハンティングでした。また、地面の上を歩く人間の眼を見ると、極めて慎重にその行方を確認し、後から立ち去るのです。用心深いこと、この上ありません。

5キロも離れたところの空から一直線に生きた餌を求めて舞い降りるさまは、人の視力では見えないところを動いているネズミや子犬に向かって自家用ジェット機で突進していくようなものです。嘴で突き刺し獲物を捕らえるや、大きく羽ばたいて去って行きます。

次の日、ハンティングした辺りから、猛禽類が去って行った方向に向かって歩いてみると、首から上だけの血だらけになった鳥の死骸が転がっていたり、抜けた羽や食いちぎられた後の肋骨の破片が散らばっていたりします。

そうした猛禽類の去った後の場所で、猛禽類の食べ残しや血だらけの首を拾い上げ、大事にポリエチレンの袋に入れながら後始末の掃除をしている男性たちを見かけることがありますが、特徴的なのは、いつも同じ人たちが後始末をしているということです。日頃から、職場では常に言葉少なめに働いている男性職員たちです。そして不思議なことに、彼らの眼は猛禽類とそっくりな鋭さを持っているのです。うっかり近づこうものなら、嘴で噛まれそうな感じさえします。その鋭い目を除けば、普段は常に微笑みを忘れない穏やかな男性たちに見えます。まさか攻撃してくるとは思いませんが、視線が合うと背筋が寒くなり、話しかけるのが怖いような感じがしてしまうのです。

⑵　なぜ獰猛な鳥に同調するのか

この人たちは皆、組合員であり、出世を諦めた人ばかりでした。薄暗いところで目の光だけがわかるような職場です。お互いに話し合うようなこともありませんが、仲が悪いというわけでもなさそうです。どちらかといえば仲が良いほうなのかもしれません。日焼けした肌をしていて暗闇の中では目だけがギラギラ光って見えるのですが、決して危険な人たちというわけではなく、職場では出世の道から外れた存在であるものの、「他人が気付かないようなところに、目を向けている特別な知識の持ち主である」という優越性を持っているように感じられます。

彼らは、ともすれば人間さえも襲う可能性のある鳥（猛禽類）の存在を確認し、しかもその行方を常に把握しているそうです。そして、一般の人たちが見れば驚くような鳥類の首（猛禽類が食べ残した姿）やネズミの死骸の後始末までしています。

「普通は目に触れただけで気持ち悪くなる人が多いから、始末しているのです。これが広まって新聞や野鳥の会なんかに知れたら、それこそカメラの嵐となって、彼らは去って行ってしまいますからね」

そんなふうに思いながら行動しているというのです。

大勢の人たちに知られるということは、即ち自分たちの特権が奪われると思っているのでしょうか。カメラを向けられた猛禽類は、同類の目が集まったと感じて、その場には二度と現れなくなるそうです。

実際、彼らはカメラや双眼鏡などを使用せず、肉眼で、しかも斜めからこの猛禽類を見ています。それはまるで、自分の仲間たちに合図を送って何かを知らせるような視線のようにも見えます。猛禽類の鳥と心を通わせながら、国家社会とは真正面から対峙しようという人たちの心が、そこに見えたような気がします。彼らは然るべき立場にいながらも所属する職場には馴染めず、上司には強い敵意を持っているものの相対することはしないのです。猛禽類のその獰猛さと計算高さに、自分を重ねているのかもしれません。

今日もまた、空を見ないような顔をしながら、目線を合わせずに猛禽類と対話をしている彼らの姿を思い起こします。自分を猛禽類に置き換えてひっそりと社会と付き合いながら、いざとなればいつでも食って掛かるつもりでいるのでしょうか。猛禽類の好きな人たちのほとんどは、自らの立場をその猛禽類の生態に置き換えて見ているようです。追い詰められれば相手に噛み付いてでも対抗するような人たちですが、日頃は目立たずひっそりと大空に大きな円を描いて羽ばたくような生活をしています。そして獲物に食いつくときには、どこからでも確実に一直線に向かっていくのです。まさしく猛禽類と同じような社会との付き合いをしている人たちです。具体的な職責などは、ここに記すことさえ憚れる人たちなのです。

まとめ

人間は普段、自分の気持ちを他人に伝えようとするとき、言葉を用いているように見えますが、実際に言葉で表現できるのはほんの一部の感情であり、ほとんどはそれ以外の方法で表現していると言ってもいいのかもしれません。

本書では、その中からいくつかの表現方法について紹介してきました。

恥ずかしい思いをした人は、痒くもない頭を掻きます。

幼い頃から感情を表すことを抑圧されてきた人は、アトピー性皮膚炎に悩まされます。

本人も自覚していないような苦しい感情を抱えた人は、気管支喘息という気管が細くなる状態になることで、時には命をかけて己の思いを訴えます。

命に関わるような大きなストレスを乗り越えた後に十二指腸潰瘍を病み、その出血で命が危険に晒されることもあります。

話すことが苦手な人は、詩を読んだり、謡曲や連歌を詠うこともあります。

道具が使えるようになってからの人間は、道具を使って自分の意思を伝える方法を学んできました。道具の種類は気が遠くなるほどの数に増えています。それぞれの道具によって伝えられる感情も無限に存在するでしょう。

この「気の遠くなる」という表現も比喩であり、実際に気が遠くなるわけではありませんが、こうした細かいことを取り上げていくと、話が終わらなくなってしまうので程ほどにしておきます。

このように、人間にはいろいろな表現方法が備わっており、話す言葉以外にも本心を訴えるやり方があるということがわかっていただけたと思います。

医療に従事する人間としては、患者の直接的な訴えのみを真に受けて、誤った診断をするという大失敗を犯すことは許されません。かといって患者の訴えに対して常に疑わしい捉え方ばかりすることは人権無視であり、人を人として見ない医師ということになってしまいます。目や耳から受け取る情報だけでなく、五感の全てを使い、可能な限りの仮定を考え、その裏を推測し、見えないところまで見て、聞こえないところまで聞き、触れることのできないところまで触れるように努めることで、感じることのできないところを可能な限り少なくするように鍛錬するのが、職人である医師に求められる真の役割なのだと言えるでしょう。

オーケストラが奏でる音楽を淡々と聴くのも一つの鑑賞でしょう。しかし、いろいろな楽器の混在したオーケストラは、様々な性格や特徴を持ち合わせた人たちが作り上げる一つの集合体でもあります。そういうことを意識して聴いてみると、また違った感じ方ができて、より深く、より広くオーケストラの魅力を理解できるようになるのではないかと思います。

今日、目に見えないところの診断は、エコーやＣＴスキャン、ＭＲＩといった放射線や音波を映像化して行う診断機器、さらにはＸ線より特殊性を明らかにしたＰＥＴ－ＣＴのような診断機器が使用され、こうした「画像診断機器」至上主義へと向かう極めて「all or none」のベクトルが示されています。これら「優秀な機械」に対して、本書で紹介してきたようなファジーでありながらも機械化するのが困難な見方は、今日でも厳然として存在しています。では「どちらが人間の心の病をより明確に解明できるか」と問われれば、後者に当たる「人間の脳細胞の数と細胞同士の有機的働き」ではないかと思います。少なくともこれから１００年くらいは、これまでと変わらないでしょう。人間の本質やその病理を深く理解するには、心の中の曖昧な部分が最も重要な鍵となり続けるはずです。一方で先端医療機器は、それ以外の病（心の声を反映したものでないと思われるもの）を診断したり理解するときに大いに役立つものとなっていくと期待したいと思います。

有機体である人は、有機体であるときのみ人と言えるのは当然ですが、有機体ではなくなったとき（生命活動を終えた状態）に、果たして無機的な診断法で有機体であったときのことを診ることができるのでしょうか？

答えは「Ｎｏ」でしょう。それゆえに、有機体を限りなく有機体として診ることの重要性を強調しなければならないということになります。

限りなく有機体として見続けることの重要性とは、「人を生きた人間として見る」という実に単純な帰結を生むことになりましょう。さらに「人は感情を持つ生き物であるばかりか、自分でもよくわからない己の性格や生活史も抱えて生きている」ということも、同時に意識する必要があります。また「人は、自分では意識できないような様々な性格の基盤をそれぞれが持ち合わせており、言葉や表情に出さなくても多種多様な感情を様々な表現方法を使って訴え続けている」という現実を理解しなければならないし、そのことに目を向けながら診療を進める義務があると言ってもいいでしょう。苦しんで頼ってきた患者に対して「検査では何も見られませんでした。あなたは正常ですので問題ありません」と言って帰してしまうような医者にだけは、決してならないように日々を送ることが大切です。このような言葉が口から出てきたときは、医師としての任務を放棄したことになるでしょう。苦痛を訴えている以上、その訴えがなくならない限り、医師としての任務は終わらないはずです。

身体自体には問題がない物言わぬ健康体の患者が、苦痛という感情を通して多くのことを訴えている場合があるのです。医師とは、この物言わない、されど底に隠された訴えをしっかりと受け止め、診療を受けに来ている患者に対応・接遇しなければなりません。医師である者は特権的に医療機器を使用することができますが、同時に医師である以上、医療機器の結果を鵜呑みにするということは絶対にあってはなりませんし、あくまでも自らの判断で先輩や同僚からの助言を参考にしつつ、目前の患者さんのありのままを受け止めるべきです。

そのように思って患者に対していれば「検査では異常が見られなかったので、どこにも病気はありません。あなたは健康です」などという言葉が出てくるはずがありません。もしそんなことを医者に言われたら、その言葉に不信感を抱いた患者は、他の医療機関を転々とすることになるかもしれませんし、その結果一ヶ月に10回もＣＴスキャンを受け、健康保険法によって10割負担の医療費を請求されることになるのです。そんなことを繰り返している患者に対して、同じような診療をすることがあるなんて考えられません。

ＣＴスキャンを10回も受けた患者が言ったことです。

「ずーっと頭が痛いのが続いているのに、どこの病院へ行っても『正常です』とか『健康です』と繰り返されるだけです。おまけに『今までの病院でも同じことを言われたのですが、頭の痛みは全然良くならないのです』と言ったら、『健康保険は利きません』と全額現金で払わされましたよ。それでも頭の痛いのはひどくなるばかりで、どうしたらいいのか誰も教えてくれません」

こんな落語のような事実・現実があるということを、医療に従事する全ての方々には是非とも念頭に入れていただきたいと願っています。機械に頼る前に人間の感覚でしか判断できない側面をよく見た上で、その判断を機械に委ねても決して遅すぎるとは言えないのではないでしょうか。

これからの診療をどうするかは是非、この本を読んだ後で判断してもらいたいと思います。

【参考文献】

1 松村明〈編〉『大辞林（第三版）』三省堂

2 『DSM-Ⅳ-TR 精神疾患の診断・統計マニュアル』医学書院（２００４）

3 アレン・フランセス／大野裕─中川敦夫─柳沢圭子〈訳〉『精神疾患診断のエッセンス─DSM-5の上手な使い方』金剛出版（２０１４）
Essentials of Psychiatric Diagnosis, Revised Edition: Responding to the Challenge of DSM-5®, The Guilford Press, 2013.

4 佐藤昭夫─佐伯由香〈編〉『人体の構造と機能（第2版）』医歯薬出版株式会社（２００９）

5 Friedman, M., Rosenman,R.H.:Association of specific overt behavior pattern with blood and cardiovascular findings. JAMA 1950:1286-1296.

6 Guidelines for the Management of Conditions Specifically Related to Stress. World Health Organization（世界保健機関〈２０１３〉ｐｄｆ）
エドナ・B・フォア─テレンス・M・キーン─マシュー・J・フリードマン─ジュディス・A・コーエン〈編〉／飛鳥井望〈訳〉『ＰＴＳＤ治療ガイドライン（第2版）』金剛出版（２０１３）

Effective Treatments for PTSD: Practice Guidelines from the International Society for Traumatic Stress Studies, 2nd Edition, 2008 CG26 Post-traumatic stress disorder: management（Report）. 英国国立医療技術評価機構（２００５－０３）

7　鈴木晶『フロイトからユングへ―無意識の世界〈ＮＨＫライブラリー〉』日本放送出版協会（１９９９）

8　The American Journal of Psychiatry 2011; 168(1): 65-72
（＊7～12歳までの間に体験した心的外傷が後の成長に影響を与えたという報告であり、それ以前の影響についてはほとんど語られておらす、むしろ否定的である）

9　山本敏行―鈴木泰三『新しい解剖生理学（改訂第11版）』南江堂（２００５）

10　東海林哲郎―福岡将匡―今 信一郎「虚血性突然死の病理」日本冠疾患学会誌（２００６：12：２０１－２０７）

11　Etienne-Emile Baulieu, Paul Robel, Michael Schumacher : Neurosteroids, A New Regulartory Function in the Nervous System.

12　芝田征司『自然環境の心理学―自然への選好と心理的つながり、自然による回復効果―』環境心理学研究（２０１３年第１巻第１号38－45）

13　Hajime Jozuka : Psychopathology Explain Endocrino-Immune Responses : Jan.7.2017.

14 日本膵臓学会『科学的根拠に基づく膵癌診療ガイドライン（2009年版）』金原出版（Mindsガイドラインライブラリより）
15 小島壽子「楽器のアピール性と性格特性の関係性（2015年1月）」桜美林大学（健康心理学修士論文）
16 木村 敏『人と人との間―精神病理学的日本論〈弘文堂選書〉』弘文堂（1972）
17 木村 敏『心の病理を考える（岩波新書）』岩波書店（1994）
18 木村 敏〈編〉『てんかんの人間学』東京大学出版会（1980）
19 ハイデガー／原 佑―渡邊二郎〈訳〉『存在と時間（中公クラシックス全3巻）』中央公論新社（2003）《Martin Heidegger : Sein und Zeit : 1927（初版）》
20 J・L・ハーマン／中井久夫〈訳〉『心的外傷と回復（第6版）』みすず書房（2004）《Harman, J.L.:"Trauma and Recovery", Basic Books, New York, 1992》
21 大治朋子「テロとの戦いと米国：第4部オバマの無人機戦争1（ピーター・シンガー氏の話）」毎日新聞（2010年4月30日掲載記事）
22 大治朋子「テロとの戦いと米国：第4部オバマの無人機戦争3（コソボ、イラクで操作した元兵士）」毎日新聞（2010年5月2日掲載記事）
23 北山 修『意味としての心「私」の精神分析用語辞典』みすず書房（2014）

《Amy Robinson Witherow :The relationship between personality type and instrument played in undergraduate music majors, Dissertations, University of Miami,1937》

24 理化学研究所：ドラム演奏を用いた認知機能改善効果への実証的研究について説明（２０１７年１月19日）

25 Friedman, M., & Rosenman, R.H. Association of specific overt behavior pattern with blood and cardiovasucular findings. Journal of the American Medical Association, 1959,169 1286-1296.

26 Harvey, A. Schwertner,Raymond G, Troxier, Gregory S, Uhl, and William G . Jackson: Relationship between Cortisol and Cholesterol in men with Coronary Artery Disease and Type A Behavior.Clinical Science Division, USAF School of of Aerospace Medicine, Brooks AFB. Texas 78235. Received December 27, 1982 revision accepted August 16, 1983.

27 朝日新聞：コトバンク：無意識

28 「地球の裏側から無人航空機でミサイルを発射する」兵士たちのストレス－WIRED.jp（２００８年８月22日）

29 P.W. Singer が語る「軍用ロボットと戦争の未来」コモンポスト（２０１２年１月15日）

※本文中に掲載の図に関して、出典が示されていないものは出版物および制作者が不明です。ご存知の方はご一報いただければ幸いです。

著者略歴

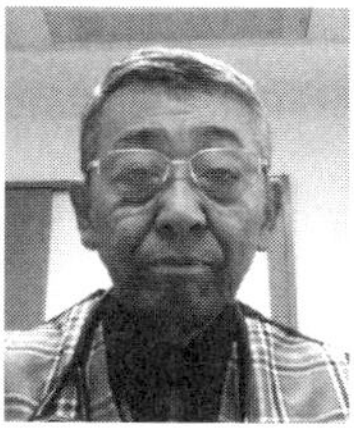

定塚　甫（じょうづか　はじめ）
定塚メンタルクリニック院長・JMC ストレス医学研究所顧問

1946 年 11 月 9 日、富山県高岡市生まれ。
金沢大学医学部卒業後、名古屋市立大学精神医学教室、国立豊橋病院精神科・心療内科医長、愛知県立保育大学講師、電電公社名古屋中央健康管理所精神科部長などを経て、現在に至る（その間、Bern Univ. UCLA Arvine in USA、Kebec Univ. in Canada にて講義）。
専門は精神神経免疫病理学、精神腫瘍学、性科学、社会精神医学 etc.
主な著書に『こどもの心と身体の健康』『日本の医者は癌と戦えるのか』『凍てつく閉鎖病棟』『うつ病の正しい治療 間違った治療』『性科学』『人格障害』『外科医は内科医に、内科医は外科医に学び、研修医は謙虚に習う』などがある。
英文書籍
Psychoneuroimmunopathology & Daseinsanalysis,
Introduction to Psychoneuroimmunopathology and clinical practice
Psychopathology explains Endocrino-Immune Responses,
Psychoneuroimmunopathology and etc.

身体が語る心の声 —身体言語について—

2018年6月20日　第1刷発行

著　者　定塚　甫
発行人　大杉　剛
発行所　株式会社 風詠社
〒553-0001　大阪市福島区海老江5-2-7
ニュー野田阪神ビル4階
TEL 06（6136）8657　http://fueisha.com/
発売元　株式会社 星雲社
〒112-0005 東京都文京区水道1-3-30
TEL 03（3868）3275
装幀　2DAY
印刷・製本　シナノ印刷株式会社

ISBN978-4-434-24763-7 C0011